Jaqueline Scheiber
ungeschönt

PIPER

Jaqueline Scheiber

ungeschönt

Sprechen über gesellschaftliche Tabus, Bodyshaming und psychische Gesundheit

PIPER

Mehr über unsere Autorinnen, Autoren und Bücher:
www.piper.de

Inhalte fremder Webseiten, auf die in diesem Buch (etwa durch Links) hingewiesen wird, macht sich der Verlag nicht zu eigen. Eine Haftung dafür übernimmt der Verlag nicht.

Unser Versprechen für mehr Nachhaltigkeit
• Klimaneutrales Produkt
• FSC®-zertifiziertes Papier
• Hergestellt in Europa

FSC www.fsc.org MIX Papier | Fördert gute Waldnutzung FSC® C083411

Originalausgabe
ISBN 978-3-492-31148-9
1. Auflage Februar 2023
2. Auflage Februar 2023

Satz: Satz für Satz, Wangen im Allgäu
Gesetzt aus der Kepler Std
Litho: Lorenz & Zeller, Inning am Ammersee
Druck und Bindung: CPI books GmbH, Leck
Printed in the EU

»Let everything happen to you.
Beauty and terror.
Just keep going.
No feeling is final.«

Rainer Maria Rilke

inhalt

einleitung

Ich bin ein schüchterner Mensch. Das ist nach all den Jahren der Selbstdarstellung geblieben. Ein bleischwerer Kern in der Mitte meines Körpers, der sich sofort bemerkbar macht, wenn ich einen Raum voller Menschen betrete, die ich nicht kenne. Ich fühle mich ungeschützt, als könnte jede*r direkt in mich hineinsehen und mich entlarven. Enttarnen. Mir die Maske vom Gesicht reißen und mit dem Finger auf mich zeigen. Was sie bemerken könnten? Vielleicht, dass ich nicht hierhergehöre. Als wäre ich versehentlich im Flur falsch abgebogen und in einer geschlossenen Gesellschaft gelandet. Vielleicht, dass die Welt, in der ich mich mittlerweile bewege – die kultivierten Kreise, die Kunsträume, die netten Restaurants und Veranstaltungen –, nur die Kulisse einer Scheinwelt ist, die ich jeden Moment wieder verlassen muss, sobald jemand bemerkt, wer ich wirklich bin. Das sind die Augenblicke, in denen mir schmerzlich bewusst wird, dass ich ohne ein Selbstverständnis auf diese Welt gekommen bin. Ich spüre eine Zerrissenheit zwischen zwei Welten, in keiner fühle ich mich erkannt. Nicht nur wegen der holprigen Umstände im Aufwachsen, sondern auch wegen der zahlreichen Einschnitte, die mich in weiterer Folge prägten und zu einem Menschen machten, der die Welt von nun an anders betrachtet. Das sind die Augenblicke, die mich in einem Raum voller Fremder daran erinnern, dass ich nicht hier sein soll. Dass ich es beinahe nicht geschafft hätte. Der Mangel ist ein Geschmack, der nie aus meiner Mundhöhle verschwindet.

Was ich hingegen geschafft habe, ist, die Scham zu überlisten. Denn meine Scham ist ein allgegenwärtiges Gefühl, das ich mittlerweile zu schätzen und bewusst einzusetzen gelernt habe. Ich habe als Kind schon früh begonnen, mich für alles Mögliche zu schämen. Sei es die billige Kleidung aus den Versandkatalogen, die kleine Wohnung, in der ich mit meiner Mutter lebte, oder später die Tatsache, dass ich nicht mitreden konnte, wenn in meinem Umfeld Kunst oder Literatur verhandelt wurden. Viele Menschen suchen Erfolg in einer beruflichen Karriere, in finanzieller Sicherheit oder einer romantischen Partnerschaft. Das sind Schablonen, mit denen wir aufwachsen, die uns vorgelebt werden und die dadurch einen hohen Stellenwert für uns bekommen. Natürlich war das auch meine Vorstellung eines gelungenen Lebens. Doch gleichzeitig blieb das für mich stets eine Utopie, war niemals richtig greifbar, weil ich mit dem Bewusstsein groß wurde, dass ich sowieso nie gut genug sein würde, um Erfolg zu haben. Aus dieser Not heraus musste ich den Erfolgsbegriff nach und nach neu für mich definieren. Ich begriff, dass – wenn das Leben aus Höhen und Tiefen besteht, wie man so schön sagt – die Scham eine der größten Hürden vor jedem Anstieg ist. Denn zu scheitern, Rückschläge oder Zurückweisung zu erleben ist nicht die Ausnahme, solche Erfahrungen sind untrennbar mit dem Voranschreiten verbunden. Was mich früher oft daran gehindert hat weiterzumachen, war das beschämende Gefühl, versagt zu haben. Bis ich gelernt habe, mit Anlauf durch den Dreck zu rennen.

Heute beschäftigt mich viel weniger die Scham über das Umfeld, in dem ich aufgewachsen bin, denn obwohl ich es inzwischen mit Abstand und auf vielen Ebenen betrachten kann, weiß ich doch, dass es vor allem liebevoll und fürsorglich war. Nein, die Scham, die ich heute überliste, ist eine, die mich darauf hinweist, dass meine Handlungen unkonventionell oder ungewöhnlich sind. Wenn ich mich in den digitalen Raum, auf ein Podium oder in ein Podcast-Studio begebe und Einsicht in die Verästelungen meiner Innereien gewähre, über sogenannte Tabuthemen spreche, meinen

Körper zeige, schlägt sie aus. Manchmal denke ich sogar, dass ich die Scham anderer zusätzlich mittrage, so wie Fremdschämen, bloß umgekehrt. Doch inzwischen ist jene Scham keine Barriere mehr. Im Gegenteil – ich habe es geschafft, sie mir zunutze zu machen, sie in meiner Arbeit als wichtiges Instrument einzusetzen. Ich begegne ihr mit Neugier, manchmal sogar mit einer Sehnsucht, ich fordere sie sprichwörtlich heraus, denn die Momente, in denen ich mich schäme, sind im Nachhinein genau jene, in denen sich etwas ändern konnte. Ich lerne das Prinzip der Gleichzeitigkeit und des Aushaltens, denn, so viel sei vorweggesagt, heute bin ich der Überzeugung, dass die wichtigste Lektion unseres Lebens darin besteht, unangenehme Gefühle auszusitzen. Die Scham gehört dazu. Dehnt man sie Situation für Situation weiter aus, wird man in der Rückschau bemerken, dass die Dinge, für die wir uns einst schämten, weniger geworden sind. Und dass die Scham selbst Ausdruck veralteter Muster war.

Ich halte es für unerlässlich, dass es Menschen gibt, die sich in die Mitte des Raums stellen und darauf bestehen, gesehen zu werden. Nicht nur, um dem Schwarz-Weiß von Vorurteilen und vorgefertigten Annahmen eine Graustufe hinzuzufügen, sondern auch, um anderen zu zeigen, dass es möglich ist, selbstbestimmt die eigene Position zu gestalten.

Ich bin keine Ausnahme. In der Tat ist es mir wichtig

zu unterstreichen, dass meine Art und Weise, dem Leben und seinen Herausforderungen zu begegnen, mich nicht außergewöhnlich macht. Ich habe mich nur dafür entschieden, es auf einer Bühne oder auf Plakatwänden im digitalen Raum zu tun.

Ich bin eine Leuchtreklame.

Ich habe es mir zur Aufgabe gemacht, auf virtuellen und realen, kleinen und großen Bühnen eine Rolle zu spielen. Keine Rolle im herkömmlichen Sinne, ich spreche nicht von Schauspielkunst. Ich möchte Raum einnehmen, ich möchte mit meiner Präsenz etwas bewirken. Es gibt im heutigen Zeitalter so viele Themen, so viele Probleme, die jede*n Einzelne*n von uns betreffen und mit denen wir uns als Gesellschaft auseinandersetzen müssen. Ich habe mich dafür entschieden, das zu tun, indem ich meine persönliche Geschichte, meine intimsten Gefühle und meine scheinbaren Schwächen und Fehler dafür nutze, sie offenlege und ausstelle.

Menschen fragen mich oft nach dem Warum. Warum sollte man vor Publikum über die eigene psychische Erkrankung sprechen und mit den negativen Konsequenzen leben? Warum zeigt man sich in vulnerablen Situationen? Warum präsentiert man einen Körper, von dem man dachte, er käme dem Ekel näher als dem

Ideal? Meine Antwort darauf ist meistens: »Weil ich es aushalte.« Ich sehe meine Aufgabe darin, Ambivalenzen abzubilden, für die Gleichzeitigkeit der Dinge einzustehen und an die Menschlichkeit zu appellieren. Schüchtern und mutig. Wissend, dass ich mich in Räumen bewege, die nicht für mich gedacht sind, und daher meine Schritte darin mit Nachdruck setzend. Zeigen, dass eine psychische Erkrankung mehr als die Summe ihrer Vorurteile ist und wie individuell und unterschiedlich sie sich auswirken kann. Wenn ich meine eigene Geschichte erzähle, erzähle ich eigentlich die Geschichte vieler. Ich beschreibe Erfahrungen, in denen auch andere sich erkennen und die ihnen helfen sollen zu verstehen, dass sie durch ihre vermeintlichen Fehler oder gescheiterten Versuche nicht weniger sind, sondern mehr. Dann spreche ich nicht nur von mir, sondern von einem System voller Lücken und von den Menschen, die darin keinen Halt mehr finden. Ich spreche von einer Revolution, die sich nur schleppend vorantreiben lässt und die, wie viele Revolutionen, auf einem Blatt Papier beginnt und sich von der steten Wiederholung nährt.

Nicht jede*r muss sein/ihr Privatleben von den Dächern schreien. Es genügt, wenn es einige Menschen wie Leuchtreklamen am Straßenrand gibt. Menschen, die durch ihre Ehrlichkeit auf sich aufmerksam machen und keine Angst davor haben, verurteilt zu werden. Die etwas Licht ins Dunkel der Tabuthemen bringen, damit andere das Leuchten wahrnehmen und sich damit identifizieren können. Damit Wandel stattfinden kann.

Und eine dieser Leuchtreklamen bin ich.

rau

Meine Mutter gab mir in den 90er-Jahren den Namen Jaqueline. Meine Eltern debattierten kurz darüber, doch sie hatte sich insgeheim schon längst festgelegt. Meine Großmutter hätte sich eine Nathalie gewünscht, ihre Meinung wurde nicht berücksichtigt. Im Laufe der Jahre empfand ich meinen Vornamen immer wieder als Zynismus, ich kürzte ihn ab, ich kreierte sogar ein Pseudonym, bloß um nicht unter meinem echten Namen schreiben und mich der Welt mitteilen zu müssen. Auf der einen Seite verspürte ich den Drang, meinem Umfeld zu entwachsen, auf der anderen Seite hieß ich nun mal Jaqueline. Keine mit einem solchen Namen würde in Kunst und Kultur wirklich ernst genommen werden. Keine Eltern, die für ihre Tochter eine bewegende Zukunft erträumten, würden sie derart beschneiden. Doch mein Vorname ist ein Symptom eines Jahrzehnts des schlechten Geschmacks. Meine Mutter wollte mir lange glaubhaft machen, dass ich nach Jacky Kennedy benannt wurde, um meinem Namen den Anschein von Prestige zu verleihen. Ich entlarvte diese Lüge, als ich 21 Jahre alt war. Damals vergaß meine Mutter in einem Gespräch für einen Moment ihre zurechtgelegte Geschichte und gab mit einem Grinsen zu, dass sie mir den Ursprung meiner Namensgebung in einem Märchen verpackt hatte.

Die Wahrheit ist, ich wurde nach einem Mädchen benannt, das kurz vor mir auf die Welt kam. Sie war die Tochter der Besitzer einer Pizzeria, in der meine Mutter vor meiner Geburt als Kellnerin arbeitete. Sie schwärmt heute noch davon, sie habe noch nie so ein schönes Kind gesehen. Besagte Eltern der schönen Tochter wurden zu einer Art Ersatzfamilie im fremden Land für meine junge Mutter. Meine Namensgebung war demnach eine Hommage an die Schönheit und auch an die Sehnsucht nach Familie.

Trotzdem brach mit dieser Wahrheit etwas in mir auf. Ich begriff, dass ich in keinem Märchen aufgewachsen war, das mich durch eine magische Fügung vor Vorurteilen oder Stigmatisierung schützte. Nach Jacky Kennedy benannt zu sein hatte edel und irgendwie schillernd angemutet. Nun begriff ich, ich würde noch so viel faire und hochwertige Kleidung kaufen können, auf die ich monatelange hinsparte, ich würde unzählige Pho-Suppen essen oder erlesene Weine trinken können – dass ich Jaqueline hieß, konnte ich nicht ablegen, und es spielte eine Rolle. Das dachte ich, während ich im Krieg mit mir selbst stand. Für viele mag es nur ein Vorname sein, doch für mich war er lange Zeit ein Symptom. Demzufolge focht ich jahrelange Kämpfe um eine Identität, die nicht verloren in einer vorgeschriebenen gesellschaftlichen Ordnung schwebte, vom ständigen Gefühl getrieben, kein Zuhause zu finden. Während mir die Unterschiede meiner Herkunft zu der meines Umfelds wie Plakate entgegenprangten. Es war wie mit allem – erst kam der Schmerz, dann das Mitleid, danach die Versöhnung und zum Schluss eine Art Selbstermächtigung. Doch dazu später mehr.

Bis ich auf die Welt kam, auf dem Rücksitz eines gelben Fiat 126 – im Ungarischen wird er klassisch als »Kis Polski« bezeichnet (zu deutsch: kleiner Pole) –, im Kreisverkehr kurz vor der Wiener Stadtgrenze, gingen alle davon aus, dass ich ein Junge würde. Bei meiner Geburt waren alle prägenden Figuren meines Lebens anwesend: meine Mutter, die ein paar Jahre zuvor eine Reisetasche gepackt hatte und aus Ungarn ausgewandert war, um auf Saisonarbeit in Tirol ihr Glück zu suchen. Dort begegnete sie meinem Vater und folgte ihm nach Wien. Rückblickend stelle ich mit Bewunderung fest, wie viele Gelegenheiten sie ergriff, ohne alle Alternativen abgewogen zu haben. Meine Großmutter lenkte den Wagen, meine Urgroßmutter – im Ungarischen wird sie liebevoll »Dédi« genannt – saß auf dem

Beifahrersitz. Auf der Rückbank gebar meine Mutter jemand Unerwarteten. Die Geschichte meiner Geburt ist eine von denen, die ich mir als Kind von allen beteiligten Frauen in unzähligen Wiederholungen habe erzählen lassen. Denn entgegen meiner Erwartung kamen nicht alle Menschen so auf die Welt. Meine Großmutter erzählt sie am besten, sie zieht sie in die Länge, bindet die Szenerie drum herum mit ein und skizziert die Charaktere der Anwohner*innen, an deren Türen sie panisch läutete, um nach Tüchern und einem Telefon zu fragen. Wenn meine Großmutter von meiner Geburt erzählt, dann beendet sie die Geschichte immer mit dem Satz: »Und von da an wusste ich, dass du immer auf der Reise sein wirst.«

Unter Reisen verstehen viele Menschen etwas anderes. Zum Beispiel, dass man die Welt entdeckt und viele Ländergrenzen passiert. Dass man Visastempel im Reisepass sammelt, als wäre er ein Stickeralbum. Es gab eine Zeit, da war ich wütend und traurig darüber, dass die Vorhersage meiner Großmutter für mich nicht zutraf, denn tatsächlich reise ich bis heute sehr wenig und habe die Grenzen des Kontinents erst zweimal unspektakulär überquert. Während meine Klassenkolleg*innen in der Grundschule von ihren aufregenden Reisen quer durch Europa und darüber hinaus erzählten, blickte ich zu der Zeit auf lange Sommer im Garten meiner Dédi und eine Woche Italienurlaub auf dem

Campingplatz oder in einer kleinen gemieteten Ferienwohnung zurück. Ich war acht Jahre alt, als mich mein Vater zu einem All-inclusive-Urlaub in die Türkei mitnahm, ich das erste Mal in einem Flugzeug saß und gleichermaßen fasziniert wie verängstigt war.

Doch was meine Großmutter eigentlich meinte, und das verstehe ich erst mit Ende zwanzig vollkommen, ist die Tatsache, dass ich sehr gut darin bin, meine Sachen zu packen. Bis zu meinem Auszug von zu Hause habe ich gemeinsam mit meiner Mutter an die zwanzig Umzüge bewältigt. Ich bin keine Reisende, weil ich die Welt entdecke, sondern weil ich kein klassisches Zuhause habe. Was fehlt, ist das alte, über Jahrzehnte bestehende Elternhaus, in dem man jede Fuge kennt und die Bleistiftstriche am Türrahmen, die das Wachstum der Kinder dokumentieren, langsam verblassen. Ein Haus, dessen Treppe an einen Sturz erinnert und dessen Tisch viele Geburtstagstorten und Weihnachtsessen beherbergte.

Ich bin eine Reisende, weil mein Aufwachsen von der sich schier endlos wiederholenden Anpassung an neue Situationen, Umfelder und Räume geprägt war. Als Kind fand ich das sehr aufregend. Ich entwickelte eine Leidenschaft und Vorfreude dafür, wieder ein neues Kinderzimmer zu gestalten. Dass die Mittel begrenzt waren, spielte in der Planung keine Rolle. Wenn ein neuerlicher Umzug verkündet wurde, überschlugen sich meine Vorstellungskraft und Fantasie. Aus diesen ersten, sehr bewegten 15 Jahren meines Lebens stammen zwei Säulen meiner heutigen Identität: die Suche und die Sehnsucht nach einem Zuhause auf der einen Seite und der große Mut und die Überlebenstaktik, die ich von meiner Mutter gelernt habe, auf der anderen Seite.

Vor einigen Jahren setzte ich mich zum ersten Mal mit den Themen und Dynamiken meines Aufwachsens auseinander. Ich begann, mich als Arbeiter*innenkind einer migrantischen, alleinerziehenden Mutter zu identifizieren. Ich bin zweisprachig aufgewachsen, mit einer Muttersprache – Ungarisch –, die als nicht besonders angesehen gilt und in der Schule als eher zweitrangig abgetan wurde. Meine zweite Muttersprache ist Deutsch, und mir war stets bewusst, dass ich sie besonders fehlerfrei und eloquent beherrschen musste, um keinen Zweifel an meiner Berechtigung zu lassen. Ich bin im Burgenland aufgewachsen, einer ländlichen Gegend im Osten Österreichs. Dort wird, wie in den allermeisten ländlichen Regionen, im Dialekt gesprochen. Meine Mutter verbat es mir jedoch, sie sagte, ich dürfte erst Dialekt sprechen, sobald meine Schularbeiten fehlerfrei wären. Sie hatte Sorge, ich würde die deutsche Sprache nicht sauber lernen. Das führte dazu, dass ich von den Kindern am Spielplatz als Außenseiterin wahrgenommen wurde. Sie machten sich lustig über das Mädchen, das im Gegensatz zu allen anderen Hochdeutsch sprach. Bis heute fragen mich Menschen, ob ich gebürtige Wienerin sei, weil meine Sprache keine regionale Färbung aufweist. Und bis heute finde ich es schade, dass ich den Zeitpunkt verpasste, eine regionale Zugehörigkeit in meiner Aussprache zu entwickeln. Ich begann mich erst im Mangel und den Defiziten zu begreifen. Auch das war eine Brücke; als wäre der Übergang einer Jugendlichen zur Erwachsenen nicht aufregend genug, war ich in meinen Zwanzigern vor allem damit beschäftigt, den Übergang von einer Bildungs- und Einkommensschicht in die andere in mir zu vereinen. Prekäre Lebensumstände ist der passende Begriff, den ich später in meinem Studium der Sozialen Arbeit lernte. Davor habe ich ein paar Semester Philosophie und Anglistik studiert, aber schnell bemerkt, dass die Geisteswissenschaften kein Ort waren, an dem ich atmen konnte. Der Kontrast war zu groß, die Arbeitsaufträge so vertiefend, ich wurde fortlaufend mit meinen Grenzen konfrontiert, und das machte mich unglücklich. Während Studienkolleg*innen tagelang in Bibliotheken ihre Lernunterlagen studierten, versuchte ich, zwischen Nebenjobs, Skripte zu verinnerlichen. Ich habe nie gelernt zu lernen. Ich habe nie gelernt, Lernumgebungen und Ruhe für mich zu schaffen. Mein

Nervensystem war stets hypervigilant, sprich erhöht wachsam. Ich scheiterte.

Die Soziale Arbeit widerfuhr mir zu einem Zeitpunkt, zu dem ich dachte, der universitäre Bildungsweg wäre mir endgültig verschlossen. Meine stets um Problemlösungen bemühte Mutter zerrte mich zu einer der größten Bildungsmessen des Landes und verwickelte sich und anschließend auch mich mit einem Studenten der Sozialen Arbeit am Ausbildungsstand der Fachhochschule Wien in ein Gespräch. Ich schüttelte den Kopf, als mir beide mit wachsender Begeisterung dieses Studium nahebringen wollten. Aus zwei Gründen: Fachhochschulen haben vorgegebene Stundenpläne und Anwesenheitspflicht, ähnlich wie Schulen. Das war mit meiner notwendigen Berufstätigkeit nicht zu vereinen. Und: An Fachhochschulen sind Studiengebühren pro Semester zu entrichten, und das schien mir alles andere als bezahlbar. Ich gehe hier so sehr ins Detail, weil dieser Moment einerseits einen Wendepunkt in meinem Leben markiert und andererseits zeigt, wie banal die Gründe für Menschen mit ähnlichen Familien- und Bildungsbiografien aussehen können, an den Toren der Hochschulen zu scheitern. Es sind praktische Hürden, für manch andere lapidares Kleingedrucktes. Doch während ich noch voller Ablehnung und einer Portion Traurigkeit gegen den Studenten argumentierte, sagte dieser, dass es in der Sozialen

Arbeit eine Studienform für Berufstätige gebe. Diese ermöglichte mir einen Teilzeitjob, der mir neben staatlichen Hilfeleistungen mein Einkommen sicherte. Auf Studienbeihilfe hatte ich keinen Anspruch mehr, da ich zuvor ein anderes Studium begonnen und nicht abgeschlossen hatte. Für Menschen wie mich schien es nur eine Chance zu geben: War die erste Wahl nicht passend, musste ich als Konsequenz die zweite Wahl selbst finanzieren. Zumindest bis zu dem Punkt, an dem ich das vorhergehende Studium abgebrochen hatte. In meinem Fall waren das vier Semester, sprich zwei Jahre. Zwei Jahre, in denen ich ohne Studienbeihilfe, mit Nebenjobs und einer gewohnten Sparsamkeit alles aufsog, was mir diese Ausbildung bot. Meine Mutter brachte mir in dieser Zeit bei, wie ich mein zur Verfügung stehendes Budget rationieren konnte, dazu lief ich Anfang des Monats auf die Bank und ließ mir nach Abzug der Fixkosten den restlichen Betrag in Zehneuroscheinen und Münzen auszahlen. In einer dicken Kellner*innengeldbörse teilte ich den Betrag pro Tag auf. In den engsten Zeiten waren das zwischen acht und zehn Euro. Acht Euro durfte ich pro Tag ausgeben, wenn etwas übrig blieb, konnte ich es in das Fach für den nächsten Tag stecken. Mensaessen und Supermarktangebote sowie der fußläufig entfernte Markt an den Wochenenden kamen mir in meiner Sparsamkeit entgegen. Für große Ausgaben musste ich mein Konto überziehen oder einen Kleinkredit aufnehmen. Eine kaputte Waschmaschine oder Laptop brachte mich in Schwierigkeiten.

Die Seminare und Vorlesungen würden abends und an den Wochenenden stattfinden. Und damit bewarb ich mich für das Studium, bestand das Aufnahmeverfahren, in dem durchschnittlich jede*r siebte Bewerber*in einen Studienplatz bekommt. Bis zur Zusage war ich ungläubig darüber, dass ich eine davon sein könnte. 2017 beendete ich mein Studium der Sozialen Arbeit mit einem Bachelorabschluss und gutem Notendurchschnitt. Zu dem Zeitpunkt lagen Zwölfstundentage hinter mir, an denen ich morgens um sieben das Haus verließ und nach der Arbeit zur Fachhochschule fuhr. Die Seminare dauerten bis circa 21 Uhr. Der Unterschied war, ich teilte diese drei Jahre mit etlichen Gleichgesinnten, mit Menschen, die aus ähnlichen Gründen für sich diese Form der Notwendigkeit gewählt hatten. Die Inhalte des Studiums machten mir klar, dass es eine Schnittmenge gab, in der ich Geisteswissenschaften, Hochschultexte und praktische Lösungsansätze vereinen konnte. Meine neue Identität als Sozialarbeiterin löste zum ersten Mal in meinem Leben die Identität der Defizite ab.

Heute sehe ich die Konzentration der Defizite ein wenig anders. Denn auf einer Metaebene lässt es sich nicht leugnen, dass in meinen ersten, prägenden Jahren vieles suboptimal gelaufen ist, dass Dinge ungewollt passierten oder passieren mussten, die keinen unwesentlichen Teil zur Entwicklung meiner psychischen Erkrankung beigetragen haben und zu Stolpersteinen meines Erwachsenenlebens wurden. Die Gegebenheiten mussten trotz bester Intention aller beteiligter Personen, meiner Eltern, engagierter Lehrer*innen oder Freundschaften, Spuren hinterlassen. Ich habe nach einer ausgedehnten Phase des Selbstmitleids auch Versöhnung gefunden und das Wissen erlangt, dass die Personen, die an meinem Aufwachsen beteiligt waren, stets das ihnen Mögliche versucht haben.

Was mich jedoch mittlerweile sehr stört, ist ein gesellschaftlicher Diskurs, der mit einer gewissen Überheblichkeit und Arroganz auf eine niedrigere Bildungsschicht blickt und dabei die Lebensentwürfe und Entscheidungen dieser Menschen abwertet. Mich stört die Annahme, dass ein hoher Bildungsabschluss oder eine mit Prestige verbundene Berufswahl der einzig richtige Lebensentwurf sei. Ich stoße mich an den Metaphern von einer »Befreiung« oder einem »Ticket für ein besseres Leben«. Selbstverständlich erleichtert ein solcher Werdegang das Überleben in unserem kapitalistischen Wirtschaftssystem und scheint dadurch das einzig Erstrebenswerte für Heranwachsende, aber das Problem liegt eben mehr am System als an den Personen, die aus den unterschiedlichsten Gründen – vielleicht aus Vorliebe oder anders verteilten Fähigkeiten – einen anderen Weg für sich wählen.

Mein Cousin arbeitet als Hilfsarbeiter auf einer Baustelle. Meine Cousine sitzt an der Kasse einer großen ungarischen Supermarktkette. Meine Tante arbeitet unter anderem als Reinigungskraft in einer Schule. Meine Großmutter war Pflegehelferin in einem Altersheim. Meine Mutter hat bis zum Zeitpunkt ihrer Umschulung fünfzehn Jahre in der Gastronomie als Kellnerin gearbeitet. Das ist die Normalität, mit der ich groß geworden bin. Das sind die Möglichkeiten, die sich mir boten. Das sind auch die Vorbilder, die ich hatte und habe. Und keiner dieser Lebenswege ist in irgendeiner Form minderwertig oder defizitär.

Wenn ich heute von meinem Aufwachsen erzähle, dann möchte ich neben den Extremen, den Nöten und Ängsten auch die Dinge erwähnen, die mein Leben so satt gemacht haben. Das Bild ist unvollständig ohne den Blick auf das, was mich widerstandsfähig und zu einem geliebten Menschen in dieser Welt gemacht hat. Dann setze ich bei den langen Sommern im unendlichen Garten meiner Dédi an, in dem mich immer ein großer Hund – entweder eine Dogge (Black) oder ein Schäferhund (Rex, später war es Zeus) – begleitete. Diese langen, freien und abenteuerlichen Sommer in der Wärme einer Familie trugen maßgeblich zu meinem Drang, Geschichten zu erzählen, bei. Ich denke an die Geburtstage mit zweistöckiger Haselnusstorte und die Weihnachtsfeste mit ihren kleinen Traditionen, die nicht schick, aber liebevoll waren. Dann begreife ich, dass der Mangel nicht zwangsläufig und ausschließlich ein Beweis für die Abwesenheit von etwas war, sondern gleichzeitig die Fähigkeit schärfte, aus wenig sehr viel zu schöpfen. Denn wahr ist auch, ich lebe heute als Mitglied einer Familie, die nicht vollends nachvollziehen kann, wohin ich entwachsen bin und wie ich meine Tage verbringe, doch das macht im Detail und in der Art und Weise, wie wir uns begegnen, keinen Unterschied. Woran es mir nie fehlte, war die Bereitschaft aller für mein Leben maßgebenden Frauen, mir die Chance zu eröffnen, die Schauplätze eines Symptoms, nämlich das einer sogenannten Migrationsbiografie, zu verlassen und etwas anderes zu werden. Diese Entscheidung ist im Übrigen auch schon bei meiner Geburt gefallen, als meine Mutter darauf bestand, mir den Nachnamen meines Vaters zu geben, damit ich später in Kindergärten und Schulen als autochthone Österreicherin wahrgenommen würde.

Die Details meiner Biografie sind gleichermaßen beliebig wie austauschbar. Trotz allem empfinde ich mich als unfassbar privilegiert. In meiner heutigen Realität erinnert kaum noch etwas an die Umstände, aus denen ich komme. Doch ich trage sie alle in mir, in Form von Ängsten, Unsicherheiten oder Sorgen. So habe ich bis heute ein schwieriges Verhältnis zu Geld. Ich lebe in der ständigen Angst, meine Wohnung zu verlieren oder von Mahnungen überhäuft zu werden, selbst wenn das gar nicht mehr meiner Lebenswirklichkeit entspricht. Zwar habe ich wegen meines Studiums mit Ende zwanzig einen ansehnlichen Berg an Schulden gesammelt, und während in meinem Freundeskreis der eine oder die andere über die bestmögliche Anlage ihres Erbes debattiert, versuche ich, die Zeiträume abzuschätzen, wann meine Schulden getilgt sein werden und mein Konto wieder gedeckt sein wird. Gleichzeitig empfinde ich aber keine Scham mehr dafür. Ich habe verstanden, dass das nun mal notwendig war, um mir die Teilnahme und den Übergang zu ermöglichen.

uneben

Es gibt unzählige Menschen, die aufgrund äußerlicher Merkmale, aufgrund ihrer Namensgebung und ihrer Migrationsgeschichte schärfere Formen der Diskriminierung erleben, als ich das getan habe. Ich habe mich mit den Ereignissen, die mir widerfahren sind, ausgesöhnt, und der einzige Grund, warum ich sie heute ausweise und formuliere, ist dass ich eine Fläche für den Diskurs bieten möchte. Denn neben den Gelegenheiten und Chancen, die mir zuteilwurden, hatte ich auch das Glück, die Sprache und ein Publikum zu finden, das sich für meine Erzählungen interessiert. Und eines bin ich der Jaqueline, die sich für so falsch und unerwünscht in dieser Welt hielt, schuldig – meine Fähigkeit zu nutzen, um das Brennglas auf die Dynamiken und Probleme zu legen, die wir Menschen in unserer Gesellschaft mittragen und reproduzieren. Auch ich. Als Autorin weiß ich, dass das durch persönliche Geschichten am besten funktioniert. Es geht mir dabei nicht darum, das Klagelied eines Arbeiter*innenkindes zu singen, um so die Empathie der Menschen zu wecken. Was am Ende bleiben soll, ist die Wut. Die Wut darüber, dass unser Bewusstsein nach wie vor nicht ausreichend geschärft ist, um Chancengleichheit herzustellen. Ich möchte ins Gespräch kommen, ins Licht der Aufmerksamkeit. Ich sehe meine Existenz als Einleitung für einen Austausch, nicht als Zentrum des Diskurses.

Eines der ersten und wichtigsten Themen, mit dem ich das Gefühl hatte, mich auseinandersetzen zu müssen, war der Feminismus. Aus heutiger Sicht kann ich nicht mehr genau festmachen, wann ich das erste Mal mit dem Begriff in Berührung kam. Was ich allerdings weiß, ist, dass er sich für mich lange nicht konkretisieren ließ. Er schwebte zwischen den Liegestühlen im Hof des Universitätsgeländes, wurde an den Tischen der hippen Bars in die Runde geworfen. Ich wusste nicht recht, was er bedeutet oder welche Abstufungen innerhalb der Definition möglich sind. Wie viele von uns habe auch ich mich damals nicht getraut zu fragen. So waren es vor allem die Sozialen Medien, die mir Erklärungsversuche und Hintergründe boten. Und erst in der Etablierung meiner sogenannten Bubble in der digitalen Welt, einem wachsenden Netzwerk an Menschen, die ähnliche Beobachtungen mit ähnlichen Schlüssen daraus zogen und diese, im Gegensatz zu mir damals, formulieren und adressieren konnten, fand ich zu einem Verständnis und einer Auseinandersetzung von diesem Begriff. Innerhalb dieses Raums wurde mir nach und nach bewusst, dass Feminismus nicht nur eine Strömung, eine politische Einstellung ist, sondern vor allem eine Haltung, die ich bis zum heutigen Tag als Grundlage meines Menschenbildes erachte. Ich bin nicht mit klassischen Rollenbildern aufgewachsen, in meiner Familiengeschichte lag jede Anstrengung in den Händen starker Frauen, jeder Halt rührte von ihnen her. Das erleichterte mir den Anschluss an die Diskussion, denn die Frage, was Frauen können oder nicht, stellte ich mir nicht. Meine Eltern würden sich nicht als Feminist*innen bezeichnen. Diese Haltung passt weder in ihre Lebensrealität noch in ihren Wortschatz. Das hat mich oft gestört, bis heute begebe ich mich deswegen in teilweise ausladende verbale Kämpfe und versuche, Verknüpfungen und Konsens herzustellen. Oft vergebens. Und das, obwohl ihre Auffassung und ihre Art zu leben in vielen Punkten ihrer Zeit voraus, ja fast revolutionär waren, ohne ein Label dafür zu benötigen. Schließlich haben sie mich groß- und zu einem kritisch denkenden Menschen erzogen.

Während meines Studiums der Sozialen Arbeit verstand ich, dass die gesellschaftlichen Machtverhältnisse nicht nur durch Gender, sondern zu einem großen Anteil auch durch Race definiert werden, dass neben Frauen also auch BIPoC – Black, Indigenous, and people of color –, Menschen mit Migrationshintergrund beziehungsweise Menschen, die als Migrant*innen gelesen werden, benachteiligt und marginalisiert werden. Ich verspürte zum ersten Mal Wut und Unbehagen über die ungleiche Verteilung von Privilegien, die auch mir selbst zuteilgeworden war. Ich verstand, wieso meine Mutter gewollt hatte, dass ich einen österreichisch klingenden Nachnamen trage und trotz meiner Mehrsprachigkeit akzentfreies Deutsch spreche. Doch trotz all dem und obwohl ich in den akademischen Räumen lernte, was Feminismus sein kann, was er braucht und wodurch er vorangetrieben wird, mussten noch mal einige Jahre vergehen, bis ich selbst meine so reflektiert und inklusiv gedachten Auffassungen des Begriffs hinterfragte und zu der Erkenntnis kam, dass mein Feminismus große Lücken aufwies. Denn bis dato war mein Feminismus ein weiß geprägter. Er bemühte sich um gleiche Gehälter und Frauen in Führungspositionen, er beschäftigte sich mit Reproduktionsrechten und selbstbestimmter Sexualität. Und obwohl all diese Anliegen wichtig sind, sind sie ebenso verkürzt gedacht und rassistisch. Mein Feminismus war zu eng, um die Lebensrealität von BIPoC miteinzubeziehen, ihre Kämpfe und Grundrechte, die bis zum heutigen

Tag in keinem Verhältnis zu denen einer weißen Person stehen. Er stieß sich an Kopftuchdebatten und Glaubensbekenntnissen. Heute weiß ich, wie problematisch das war.

Wer heute Feminismus sagt, muss nicht zwangsläufig Feminismus meinen. Wie viele politische Begriffe wurde auch dieser mit den Jahren verwässert und emotional besetzt. Er ist in Strömungen zerfasert und je nach Milieu entweder zur Modeerscheinung oder zum Schimpfwort geworden. Deswegen ist es mir wichtig, mein Verständnis von Feminismus auszuformulieren. Wenn ich heute von Feminismus spreche, dann meine ich *intersektionalen Feminismus*. Ich meine einen Feminismus, der die Realität jeder Hautfarbe, jeder Körperform und jeder Schichtherkunft abbildet und mit einschließt. Er stützt sich nicht allein auf die *weißen* Frauenthemen wie das Wahlrecht oder ein Recht auf Abtreibung, sondern kämpft auch gegen Missstände in der Lebenswirklichkeit von Migrant*innen, BIPoC, Queer und Transmenschen, die in der Mehrheitsgesellschaft wenig Aufmerksamkeit finden. Das erstreckt sich über Arbeitsbedingungen und die Kopftuchdebatte bis hin zu dem Recht auf Schwangerschaftsabbrüche, die für mehrfach marginalisierte Personen eine signifikant größere Tragweite haben als für weiße, privilegierte Menschen. Es würde den Rahmen dieses Buches sprengen, hier noch tiefer zu gehen, so viel sei jedoch gesagt:

Nach einer kurzen Recherche findet man kluge Abhandlungen und Essays zu diesen Themen. Es gibt eine Vielzahl an FLINTA*, die ihr Wissen in diesen Bereichen weitervermitteln, und es liegt an uns, uns dieses Wissen anzueignen und unseren Horizont zu erweitern.**

Meine Herkunft hat mich geprägt, hat mir zu denken gegeben und mir bewusst gemacht, dass viele Dinge, die ich für selbstverständlich hielt, für andere in weiter Ferne liegen. Dinge, wie eine selbstbewusste Frau zu sein, die für ihre Ziele einsteht. So zu tun, als wären alle gleich und es bestünde Chancengleichheit, ist naiv und spricht all jenen ihre Lebensrealitäten und Traumata ab, die keinen Tag bewältigen können, ohne aufgrund ihrer Hautfarbe oder ihres Glaubens Diskriminierung zu erfahren. Das ist ebenso problematisch wie die Aussage »I see no colour«, die im Grunde behauptet, man würde aus eigener Überzeugung selbst keine Unterschiede in der Hautfarbe von Menschen machen. Dabei wird außer Acht gelassen, dass »colour« und

* FLINTA steht für **F**rauen, **L**esben, **i**ntersexuelle, **n**icht binäre, **t**rans und **a**gender Personen – also für all jene, die aufgrund ihrer Geschlechtsidentität patriarchal diskriminiert werden.

** Empfehlung: Margarete Stokowski, Tupoka Ogette, Asma Aiad, Elisabeth Lechner, Melisa Erkurt, Enissa Amani, Hengameh Yaghoobifarah/Literaturempfehlung: Hood Feminism: Notes from the Women a movement forgot, Mikki Kendall (2021)

»black« eine politische Bezeichnung einer Lebensrealität ist und sich nicht nur rein auf Äußerlichkeiten bezieht.

Es ist unbequem, das eigene Privileg infrage zu stellen, wenn man ohnehin das Gefühl hat, benachteiligt aufgewachsen zu sein. Für mich war es deshalb wichtig zu erkennen: Ich mache mich nicht kleiner, wenn ich anderen Raum zugestehe, den die Gesellschaft für sie nicht vorgesehen hat. So funktionieren Gesellschaften seit vielen Jahrhunderten – entstandene Machtverhältnisse reproduzieren derart viel Mangel und Unterdrückung, dass Menschen nach unten treten, statt Entscheidungsträger*innen zur Verantwortung zu ziehen. Feminismus bedeutet nicht, am lautesten zu schreien; er ist auch eine Form von Zurückhaltung und Wissbegier, der Wunsch, sich die Realitäten von Menschen näherzubringen, die nicht die eigenen sind. Ich kann und möchte nicht für Menschen sprechen, die aufgrund ihrer Hautfarbe Diskriminierung erfahren. Es steht mir nicht zu, aus der Perspektive von mehrfach marginalisierten Personen zu berichten, ich kann nicht ihr Sprachrohr sein. Was ich kann, ist, mich solidarisch zu zeigen und meine Plattform zur Verbreitung ihrer Lebensrealität zur Verfügung zu stellen. Ich spreche für mich und schweige, wenn es Menschen gibt, die zu einem Thema aus eigener Erfahrung berichten können. Frauen über ihre eigene Realität erzählen zu lassen ist beispielsweise ein erster Schritt, Begriffe wie Feminismus inklusiver zu gestalten.

Mein Umfeld ist politisch. Nicht erst seit Bewegungen wie »Black Lives Matter« beschäftigen sich meine Freund*innen mit Missständen und marginalisierten Gruppen. Einige von ihnen sind aktiv in Organisationen, Vereinen oder nutzen ihre Plattform, um Aufklärung zu leisten. Auch ich war schon während meiner Schulzeit an Schülerdemonstrationen beteiligt, habe mich in Schüler*innenorganisationen engagiert und habe seitdem wenige Gelegenheiten ausgelassen, meinen Unmut über eine Politik zum Nachteil anderer kundzutun. Kritisch und politisch interessiert zu sein, das gehört zu meiner Berufsethik als Sozialarbeiterin dazu, wie es zu einer*m Mediziner*in gehört, einer Not leidenden Person Erste Hilfe zu leisten. Ich sehe es als meine Aufgabe, aufgrund der Privilegien, die ich habe, andere in ihren Kämpfen um Gleichberechtigung zu stützen. Das nennt man ein *Ally* sein. Doch was genau bedeutet das, und wie wird man diesem Anspruch gerecht?
Leider habe ich dafür kein Rezept und keine Anleitung. Was ich biete, was ich immer exemplarisch zur Verfügung stellen kann, ist meine Erfahrung. Die direkte Übersetzung des Wortes bedeutet *Verbündete*r*

und wird im Englischen wie folgt definiert: *»An ally is someone who supports people who are in a minority group or who are discriminated against, even though they do not belong to that group themselves.«**

Der Begriff hat vor allem in politisch linken Diskursen Bedeutung gewonnen, da er immer mehr Menschen dazu bewegt, Solidarität und Unterstützung für jene zu zeigen, die ihre Stimme nicht erheben können oder (mehrfach) von Diskriminierung betroffen sind. Ein Ally kann also erst mal jede*r sein. Ich muss zugeben, dass ich lange Zeit dachte, meine bloße Einstellung, mein weltoffener Zugang und meine respektvolle Haltung anderen gegenüber würden ausreichen, um mich als Verbündete zu definieren. Doch vor allem in den letzten Jahren habe ich festgestellt, dass das bloß eine Ausgangsposition ist, der auch Handlungen und Entwicklung folgen müssen.

Am Anfang kann die Bewusstseinsbildung, die Auseinandersetzung mit den eigenen Privilegien stehen. Noch vor einigen Jahren hätte ich gesagt, dass ich stark benachteiligt aufgewachsen bin. Migration und Armut, ein von gängigen Schönheitsnormen abweichender Körper – all dies sind Faktoren, durch die auch ich Diskriminierung erfuhr. Doch darüber hinaus besitze ich

* https://www.collinsdictionary.com/de/worterbuch/englisch/ally

dennoch Privilegien, die mir viele Dinge ermöglicht haben, die anderen verwehrt bleiben oder nur sehr schwer erreichbar scheinen.

Ich werde als weiße, heterosexuelle Frau gelesen und wahrgenommen, trage einen österreichisch klingenden Nachnamen, und anhand meiner äußerlichen Merkmale kann man mir keine Religionszugehörigkeit zuschreiben, ich habe keinerlei sichtbare physische Einschränkungen, die mir die gesellschaftliche Teilhabe verwehren. So simpel das klingt, so weitreichend sind die Möglichkeiten, die mir aufgrund dieser Tatsachen geboten werden. Vor allem durch die Auseinandersetzung mit unterschiedlichen Diskriminierungsformen während meines Studiums und meinem daraus wachsenden politischen Interesse wurde mir das mehr und mehr klar. Ich machte mir also bewusst, dass meine persönliche Benachteiligung eine Bedeutung für mich hat und trotzdem nicht ausschließt, dass ich privilegiert bin. Diese Erkenntnis ermöglicht mir ein Bewusstsein dafür zu beobachten, wie Menschen bei dem ein oder mehrere Faktoren davon abweichen, anders behandelt werden. Es ermöglicht mir auch die Erkenntnis darüber, dass ich mich in den verschiedensten Räumen bewegen kann, ohne einer Gefahr ausgesetzt zu sein. Ich komme dadurch in beruflichen Kontexten mit Menschen in Berührung, die eine rassistische Haltung haben und mich ohne meine sichtbare Migrationsgeschichte nicht ablehnen. Ein Ally kann ich dann sein, wenn ich dieses Privileg nutze, um mit ebendiesen Menschen zu diskutieren und mich – je nach eigener Ressourcenlage – mit ihren Ansichten auseinandersetze. Ein Ally kann ich auch dann sein, wenn ich in Situationen, die ich beobachte, einschreite, obwohl ich persönlich nicht betroffen bin. Das kann eine Alltagssituation sein, in der ich bemerke, dass eine Person Diskriminierung, Hass oder Hetze ausgesetzt ist, und mich dazu entscheide, dies anzusprechen oder Hilfe anzubieten. Gerade im öffentlichen Raum fällt auf, dass manche Personengruppen häufiger als andere Anfeindungen erleben, sei es in der U-Bahn oder einem Park. In solchen Momenten keine Zivilcourage zu zeigen ist in meinen Augen nur dann eine Option, wenn ich mich selbst stark bedroht fühle. Nicht aktiv einzuschreiten heißt allerdings noch lange nicht, dass man nicht andere Möglichkeiten der Unterstützung und Solidarität zeigen kann. Ich kann meine Vorteile aufgrund meiner Privilegien nutzen, um mehrfach diskriminierte Personengruppen zu unterstützen. Oder aber es kann die Beteiligung an politischem Aktivismus sein.

Auf Gedanken müssen Taten folgen. Angestoßene Diskurse weiterverfolgen, die Bücher dazu lesen, Internetrecherche betreiben und sich umfassende Perspektiven einholen – all das sind kleine Annäherungsversuche daran, ein Ally zu sein. Für mich waren es neben meinem Studium der Sozialen Arbeit vor allem wieder die sozialen Medien, die mir Einblicke in Debatten und fremde Realitäten gegeben haben. Doch egal woher die Informationen stammen – heutzutage ist es wichtiger denn je, Quellen zu prüfen und Inhalte zu hinterfragen. Wer hat das geschrieben? Lese ich unabhängige Medien oder Meinungen von Privatpersonen? Sind die Berichte durch Quellenangaben belegt? Wie finde ich heraus, was eine seriöse Quelle ist?*

Eine solche Beschäftigung mit der Lebenswirklichkeit diskriminierter und marginalisierter Gruppen ist ein stetiger Prozess, der mitunter schmerzhaft, zumindest aber immer unangenehm sein wird, denn Menschen wie ich erfahren dadurch, dass die Räume, die wir jahrelang wie selbstverständlich besetzt haben, kaum divers und intersektional gedacht waren. Gleichzeitig ermöglicht sie die Erkenntnis, dass es an der Zeit ist, sich aus einer passiven Rolle zu schälen und aktiv zu werden, und dafür gibt es unzählige Möglichkeiten. Jede Handlung und jede noch so minimale Aktion zeigt Wirkung. So funktioniert das Prinzip der Solidarität.

* https://www.saferinternet.at/faq/informationskompetenz/

... Shortcuts How To Be An Ally

- Ein Bewusstsein für die eigenen Privilegien entwickeln und dadurch persönliche Impulse und Handlungen reflektieren (Stichwort: white fragility)

- Marginalisierte und/oder (mehrfach) diskriminierte Personen im öffentlichen Raum schützen, für sie einstehen und sich klar solidarisieren

- Literatur/Musik/Kunst/Filme/Serien/Podcasts von BIPoC, FLINTA, Menschen aus der LGBTQ-Community bewusst lesen, kaufen, konsumieren, um die eigenen Perspektiven zu erweitern und Lebensrealitäten kennenzulernen

- Politischer Aktivismus je nach individuellen Ressourcen, von Petitionen über Spendenaktionen, Demonstrationen bis zur Mitarbeit in Vereinen oder ehrenamtlichen Tätigkeiten – dabei nie vergessen, auch auf die eigenen (emotionalen) Kapazitäten zu achten

Das Streben nach gesellschaftlichem Wandel und der Beseitigung gesellschaftlicher Ungleichheiten ist ebenso eine lebenslange Aufgabe wie eine Utopie. Mentale, emotionale sowie wirtschaftliche Ressourcen bieten die Grundlage dafür, politische Kämpfe ausfechten zu können, deren Schauplatz unter anderem der digitale Raum ist. Auf Social-Media-Plattformen und anderen Räumen im Internet stellen Privatpersonen, Vereine oder Kollektive dezidiert Bildungsinhalte zur Verfügung, die sie nicht selten zuvor in der aktuellen Ästhetik aufbereiten und leicht verständlich formulieren. Diese Bildungsarbeit kostet Energie, Zeit und emotionale Ressourcen, daher mein Appell an Nichtbetroffene: Wenn ihr könnt, unterstützt vor allem BIPoC und/oder queere Menschen im besten Fall monetär, auf jeden Fall aber zumindest durch Verbreitung und Wertschätzung der Inhalte. Denn diese Personengruppen sind jene, die durch die aktuellen gesellschaftlichen Strukturen den höchsten Anteil an Diskriminierung und Widerstand erfahren. Doch Vorsicht: Bei Unklarheiten oder Diskrepanzen ist es nicht sinnvoll, Fragen oder Kommentare direkt an Betroffene zu richten. Es mag naheliegend scheinen, Informationen an der Wurzel einzuholen, Betroffene zu fragen, wie man sie bestmöglich unterstützen kann, oder sie zu bitten, durch ihre Erzählungen und Perspektiven einen Einblick zu gewähren. Zumeist (kostenlose) Bildungsarbeit und Aufklärung können in einigen Fällen jedoch retraumatisierend und kräftezehrend sein. Kräfte, die viele Menschen nicht mehr haben. So erklärt es sich beispielsweise, dass Betroffene von Rassismus nicht stets dafür herangezogen werden können, Aufklärungsarbeit zu betreiben. Jahrelange Diskriminierungserfahrungen können sich ähnlich äußern wie eine posttraumatische Belastungsstörung, wodurch deutlich wird, wie triggernd politische Diskussionen für manche Personen sein können.

Auf der anderen Seite sollte ich mir als politisch interessierter und engagierter Mensch aber auch meiner eigenen Verfassung bewusst sein. Während ich seit meiner Schulzeit das Ideal verfolge, an Demonstrationen teilzunehmen und Initiativen zu organisieren, muss ich mir mittlerweile eingestehen, dass dies kaum mit meinem Alltag vereinbar ist. Denn es gibt Tage, da sind die Ereignisse in meinem eigenen Leben einflussreicher und einnehmender als das politische Weltgeschehen. Es gibt Tage, an denen mir meine persönliche Befindlichkeit näher als jede politische Debatte ist. Es gibt Tage, da fühle ich mich ohnmächtig, kraftlos oder überwältigt von den verhärteten Systemen aller Ungleichheiten. Klimakrise, Fluchtbewegungen, Kriege, Diskriminierung, Sexismus, Rassismus und eine zwei Jahre andauernde Pandemie – es ist beinahe unmöglich, sich dem Weltschmerz zu entziehen, vor allem, seit wir all diese Dinge tagtäglich und unmittelbar über die sozialen Medien mitverfolgen können. Diese Sorge um die Welt und wie sie sich entwickelt, ist tatsächlich ein jüngeres Phänomen. Der *Deloitte Millennial & Gen Z Survey* hat 2021 rund 23 000 Menschen, die zwischen 1983 und 2003 geboren sind, zu ihrer aktuellen Lebens- und Arbeitssituation befragt. In dieser Studie zeigte sich, dass vor allem die Klimakrise eine hohe kollektive psychische Belastung darstellt.* Faktoren wie Pandemien oder ausbrechende Kriege erhöhen den Stress auf junge Menschen noch, was bedeutet, dass wir stetig angespannt und über ein normales Maß hinaus aufmerksam sind. Wir sind hypersensibel für Gefahren oder Bedrohungen unseres Lebens – selbst wenn sich die Ereignisse geografisch weit entfernt abspielen. Unser moderner Weltschmerz ist demnach nicht nur eine melancholische Stimmung, sondern eine anhaltende Alarmbereitschaft des Körpers, um auf Katastrophen vorbereitet zu sein. Umso essenzieller ist es deshalb, sich Pausen zu gönnen. Pausen von Nachrichtentickern und Push-Benachrichtigungen. Pausen von viralen Videos und Messengerservices. Denn so wichtig es ist, informiert zu sein, so wichtig ist es, auf die eigene mentale Gesundheit zu achten und die eigenen Kapazitä-

* https://www2.deloitte.com/at/de/seiten/human-capital/artikel/millennial-survey.html

ten nicht zu überschreiten. Um einer wiederkehrenden Sorge um die Welt und ihre Zukunft entgegentreten zu können, braucht es Menschen, die nicht müde und erschlagen von ihrem Geschehen sind. Der Weltschmerz wirkt allumfassend, groß und grenzenlos. Genau deswegen müssen unsere Handlungen abgesteckt, portioniert und klein sein. Das ist nachhaltig und wird Wirkung zeigen.

weich

Einer von vielen Schauplätzen feministischer Diskurse sind weiblich gelesene Körper. Ein Begriff aus diesem Kontext, der für mich große Bedeutung hat, ist der der *Body Neutrality*. Er bezeichnet eine Haltung dem eigenen und anderen Körpern gegenüber, der ich mich seit Jahren anzunähern versuche. Aus einer Notwendigkeit heraus habe ich nach Nischen gesucht, in denen mein Körper akzeptabel wird – nicht zwangsläufig für die Gesellschaft, aber für mich. Denn eines der ersten Dinge, die ich über meinen Körper gelernt habe, war, ihn zu verabscheuen. Doch mein Körper ist keine Nische.

Ich war in der Volksschule, als ich erstmals damit konfrontiert wurde, zu dick zu sein. Mein Körper passte nicht mehr in die geläufigen Kindergrößen. Simultan zu meinem Bauchumfang wuchs auch etwas anderes, das unsichtbar war: die Scham dafür, dass er da war. Je umfassender ich wurde, desto unauffälliger wollte ich sein. Es ist ein Leben in großem Widerspruch, wenn man versucht, etwas Offensichtliches zu verstecken. An dieser Stelle meiner Biografie begann eine Odyssee aus Diäten, Kuren, Elektroschockgürteln, Sportkursen und Frustration. Es gibt kaum ein Mittel oder eine Methode, die ich unversucht gelassen habe, um meinen aus den Fugen geratenen Körper in völliger Aggression davon abzuhalten, weiter Raum einzunehmen. Um meinem Hunger – oder dem, wofür er stand – einen Riegel vorzuschieben. Eltern meiner Klassenkolleg*innen rieten meiner Mutter, sie solle die Küchenschränke absperren, ein Schloss vor all das setzen, was gefährlich und schädlich für mich sei: Nahrungsmittel. Doch ich scheiterte. Immer wieder. Immer wieder ein Stück mehr. Und die Schwankungen nahmen größere Kurven, stemmten sich gegen meine Haut, hinterließen ein Schlachtfeld. Mein Körper sammelte früh Belege seiner Unzulänglichkeiten: Risse, überschüssige Haut, kaputtes Gewebe. Zwischen meinem höchsten und meinem niedrigsten Körpergewicht bei gleicher Körpergröße liegt ein Neufundländer. Dabei erbrachte mein Körper Höchstleistungen, ich durchlief schwere Operationen, war sieben Monate an Krücken gefesselt, wurde zweimal filmreif als Notfall in den Operationssaal geschoben und später in einem Rollstuhl über das Krankenhausgelände. All das schien nicht auszureichen, denn mein Körper blieb ein Körper, der unliebsam war.

Es gab Einschnitte in meinem Leben, da wurde die Bedeutung meines Körpers zweitrangig. Als ich mit dem Todesfall eines geliebten Menschen konfrontiert war zum Beispiel, oder nachdem ich in einer langen Beziehung verlassen wurde. Absurderweise waren genau das die Abschnitte meines Lebens, in denen ich viele Komplimente für mein Aussehen bekam. Ich sah gut aus, weil ich versuchte, mich dem Verschwinden anzunähern, weil ich der Übelkeit Einlass gewährte, weil ich am Leben so sehr zweifelte, dass sogar Ernährung sinnlos erschien. Dieser Beifall ist nicht spurlos an mir vorübergegangen. Er wirkt bis heute nach, hat einen Geschmack davon hinterlassen, wie es sich anfühlt, in einem beinahe gesellschaftlich akzeptierten Frauenkörper zu leben. Für jemanden, dessen bisheriges Leben durch abwertende Blicke in der Öffentlichkeit geprägt war, kann das eine Droge sein. Auf der anderen Seite hat es mir allerdings auch bewusst gemacht, wie nebensächlich unsere Auseinandersetzung mit einem Gegenstand ist, der vergänglich ist und ständig Änderungen unterliegt. Ein Körper ist ein Körper. Das habe ich in dem Moment begriffen, als sich das Leben einmal plötzlich ganz dicht zusammenzog und losließ. Erst als ich gezwungen war, den Fokus vom endlosen Scheitern meiner Selbstoptimierung zu nehmen, konnte ich beginnen, mich etwas anzunähern, was ich heute Body Neutrality nenne.

Als ich vor einigen Jahren ein Foto meines Bauchs postete, erntete ich Beifall. Neben all den privaten und vulnerablen Dingen, die ich auf meiner Plattform teile, fühlte sich das Entblößen meines Bauches wie der Gipfel der Scham an. Ich forderte mich heraus, ich setzte aufs Spiel, was mich am verletzlichsten macht. Ein Bauch. Mich zu zeigen war eine Rebellion gegen die allgemeine Wahrnehmung von und Erwartung an Frauenkörper. Ein Hautlappen hängt über mein Becken. Risse, Dehnungsstreifen und Narben übersäen das blasse Stück Fleisch. Ein Kontrast zur immer perfekten Social-Media-Blase. Dabei waren es auch gerade die sozialen Medien, über die ich mir mehr und mehr Wissen über die Bewegung der Body Neutrality aneignete, der ich mich anschließen konnte. »Have a body« heißt es hier. Nicht mehr und nicht weniger.

Die Resonanz auf das Bild war überwältigend. Hunderte Kommentare und Nachrichten rasten im Sekundentakt über meinen Bildschirm, und eine Sache wurde dabei ganz deutlich: Der Scham zu begegnen ist meine Kraft und der Punkt, an dem ich über die Dinge hinauswachse, die mich bis dahin ohnmächtig machten.

Häufig heißt es, dass Menschen, die nicht gängigen Schönheitsidealen entsprechen, Bewegungen wie Body Positivity oder Body Neutrality als Entschuldigung verwenden, um sich nicht nach der Norm richten zu müssen. Dick wird in dieser Denkweise mit faul gleichgesetzt. Dabei ist der Ansatz von Body Neutrality ein anderer. Er bietet Raum für alle Formen des menschlichen Äußeren. Er bewertet nicht, er bricht das Konzept Schönheit auf den Kern herunter: Funktionalität. Funktionalität bedeutet allerdings nicht, dass es nur eine Form von funktionierendem Körper gibt, sondern sie schließt auch Körper mit ein, die in öffentlichen, gesellschaftlichen Räumen mit Barrieren konfrontiert sind. Eine Behinderung ist kein Widerspruch zu Funktionalität, wie Body Neutrality sie meint, sie ist viel eher das Produkt einer Gesellschaft, die nur eine Idee vom Körper als »normal« zulässt. Behinderung ist eine Beschreibung dafür, wie exklusiv der Raum um einen Körper herum aufgebaut ist. Body Neutrality feiert dagegen das Wippen mit dem linken Zeh, das Lächeln über den schiefen Zähnen, das Hochziehen einer Augenbraue oder den Spaziergang am See entlang. Body Neutrality lässt gleichermaßen zu, dass wir morgens wach werden und uns gut fühlen, schmücken, uns durch Farben und Stoffe Ausdruck verleihen, wie dass wir im Pyjama und mit ungebürsteten Haaren den Einkauf erledigen oder Freund*innen treffen.

Im ersten Jahr der Coronapandemie fragten Journalist*innen in ihren Artikeln häufig danach, wie Menschen aussehen, wenn es keine gesellschaftlichen oder kulturellen Events gibt. Die Antwort darauf war oft: ungeschönt. Seitdem diskutieren wir häufiger sogenannte Schönheitsnormen und lassen Kritik daran in den Medien zu. Es findet ein Umdenken statt, von dem hoffentlich künftig noch viele aufwachsende Menschen profitieren dürfen.

Mit der Schönheit halte ich es folgendermaßen: Ich achte auf meine Wortwahl, wenn ich über sie spreche. Wenn ich Lust habe, mich nach allen Regeln der Kunst anzumalen, aufzuschmücken und zu kostümieren, dann ist es genau das: eine Inszenierung. Die soll im besten Fall Spaß machen und von innen kommen, statt aus einem unausgesprochenen Zwang heraus. Zudem versuche ich, Schönheit nicht bloß am äußeren Erscheinungsbild zu messen, sondern hinter die Fassaden zu blicken. Obwohl wir uns der Tatsache bewusst sind, dass äußere Merkmale vergänglich und den Witterungen des Lebens ausgesetzt sind, messen wir ihnen oft immer noch zu viel Bedeutung zu. Dabei sind es unsere Wirkung auf andere, unser Auftreten, unser Humor, unsere Schlagfertigkeit oder unsere Haltung, die zählen. Was ich an den Menschen in meinem nahen Umfeld liebe, hängt niemals davon ab, wie sie aussehen. Es definiert sich durch die Dinge, die sie tun, die sie sagen und wie sich die Verbindung anfühlt.

Ich habe mich zwanzig Jahre an meinem Körper abgearbeitet. Ich habe ihn gehasst, bewertet, zelebriert, idealisiert und inszeniert. Ich habe ihm geschadet und auf ihn achtgegeben, habe Schmerz und Frustration in Kauf genommen und eine große Bandbreite an Reaktionen auf seine Existenz geerntet. Heute handhabe ich meine eigene Körperwahrnehmung differenziert. Ich mache unregelmäßig Sport, gehe gerne tanzen, ich laufe stundenlang mit meinem Hund durch die Wälder und schlinge meine Arme um die Menschen, die mir wichtig sind. Je nach Tagesverfassung fühle ich mich schön, müde oder unwohl. Wie es mir geht, bildet sich an meinem Körper ab, und je nachdem versuche ich zu verstehen, was ich gerade brauche. Das kann ein großer Eisbecher mit Schlagobers oder eine Gemüsesuppe sein. Am schönsten fühle ich mich, wenn ich die Möglichkeit habe, meinen Gemütszustand in mein Aussehen zu übersetzen. Und genau das ist die Quintessenz: Schönheit ist eine Emotion, die man in sich und in anderen auslösen kann, und hat nichts damit zu tun, wie unser Körper aufgebaut ist. Oder wie Iain Thomas gesagt hat: »If you feel good, you look good, but it doesn't always work the other way around.«

Nun ist es wenig verwunderlich, dass ich wie viele andere weiblich sozialisierte Personen bis heute eine ambivalente Beziehung zur Ernährung habe. Das ist der bittere Nachgeschmack, der bleibt und den ich nie wieder ganz loswerde. Denn bei aller Reflexion und Distanz ist es schlicht unmöglich, sich der omnipräsenten Thematisierung von Körpern und Ernährung zu entziehen, sie prägt unsere Wahrnehmung und beeinflusst unsere Haltung. Selbst wenn wir uns Nahrung weder verwehren noch in die Völlerei abdriften, bleibt das Essen im zentralen Blickfeld. Selbst wenn wir uns nicht wiegen und über Kleidergrößen hinwegsehen, fällt damit zwangsläufig das Urteil über unsere Persönlichkeit. Ernährung, das ist die ultimative Instanz über Gut und Böse. Gut: gemäßigt, gesund, ausgewogen. Böse: unkontrolliert, maßlos, ungesund. Im selben Moment, in dem ich diese Zeilen schreibe, stehen kleine Fläschchen im Supermarkt, auf denen steht: »This Is Food« – ein Drink, um eine Mahlzeit zu ersetzen. Im selben Moment schiebt sich das allgemeine/westliche Schönheitsideal ein weiteres Mal in die Enge. Wir sollen nicht mehr bloß dünn sein, wir sollen auch sportlich und gesund sein. Worauf jeder dieser Diskurse hinausläuft: Das Ziel, auf den diese Selbstoptimierung zusteuert, ist politisch. Denn im Grunde ist es egal, welche Körperformen wir tragen, in unserem heutigen Wirtschaftssystem sollen wir vor allem leistungsfähig bleiben. Davon leitet sich ein Wahnsinn ab, dem man nur mit einer einzigen Sache Widerstand leisten kann: Zufriedenheit.

Wenn ich über Körper, Körperaktivismus und Ideale spreche, möchte ich einen wichtigen Aspekt nicht unerwähnt lassen: das Patriarchat und den daraus resultierenden sogenannten Male Gaze. Damit wird ein männlich dominierter Blick auf die Welt beschrieben, insbesondere auf Frauen, der sie, heruntergebrochen gesagt, hinsichtlich ihrer Attraktivität bewertet. Wie bei vielen problematischen Phänomenen bleibt die »ver-rückte« Realität aber nicht nur bei den Erfindern, sondern sinkt tief in das Bewusstsein der Leidtragenden – in diesem Fall der Frauen. Wir internalisieren diese wertende Sichtweise, normalisieren sie damit und halten sie aufrecht. Das führt zum Beispiel dazu, dass Frauen denken, sie müssten sämtliche Körperbehaarung auf unterschiedliche, teilweise schmerzhafte Art verschwinden lassen. Denn das Bild eines jugendlichen weiblichen Körpers sieht keine Anzeichen von natürlicher Behaarung vor. Die Mehrheit der Menschen assoziiert mit unrasierten Achseln, haarigen Beinen oder einem behaarten Intimbereich bei Frauen etwas Abstoßendes, gar Unhygienisches. Dass die Enthaarung des weiblichen Körpers vor allem dadurch initiiert wurde, dass Rasierklingenunternehmen in den 1920er-Jahren ihre potenzielle Käufer*innenschaft erweitern wollten und in diesem Bereich einen Markt vermuteten, weiß man mittlerweile, und trotzdem sind die Scham über Behaarung und der Gehorsam, sie sorgsam und regelmäßig zu entfernen, bei den meisten geblieben.

Für mich ist die Scham ein fruchtbarer Nährboden. Sie ermöglicht mir die Auseinandersetzung mit meinen eigenen Ideen davon, wie ich mit meinem Körper umgehen möchte und wie ich ihn gestalte. Wenn ich an die Grenzen meiner Scham komme, verlasse ich sie zumeist mit der Möglichkeit, Glaubenssätze im Kleinen zu verändern. So habe ich aufgehört, meine Achseln zu enthaaren, und obwohl es zu Beginn ein seltsames Gefühl war, muss ich es heute nicht mehr hinterfragen. Scham lokalisiert den Schmerz und den Frust über eine Norm, der ich zu lange nicht entsprechen konnte und schließlich nicht mehr wollte. Eine ähnliche Entwicklung habe ich in meinem Verhältnis zu Sport und körperlicher Betätigung durchlaufen.

»Du bist eben nicht sportlich.« Das ist eine Erzählung, die man mir lange glaubhaft machen wollte. Der Ursprung meiner Abneigung gegenüber Sport liegt in meiner Kindheit. Viele haben ähnlich unangenehme

Erinnerungen, bis hin zu Traumata, die mit dem Sportunterricht verbunden sind. Ich war ein dickes Kind, und deswegen bereitete mir der Sportunterricht Qualen und war insgesamt stets ein negatives Erlebnis. Um mit den anderen Kindern mitzuhalten, ging ich oft an und über meine Grenzen hinaus. Ich wurde nicht nur zuletzt in die Teams gewählt, es erklang ein lautes Raunen, sobald ich übrig blieb und einer Mannschaft zugewiesen wurde. Meine Lehrer*innen nahmen keine Rücksicht auf die unterschiedlichen Fähigkeiten und körperlichen Verfassungen – wer nicht im selben Maß mitkonnte, war faul und schlecht. Es gab ein klares Bild davon, wie eine Person aussieht, die Sport machen kann. Und ein klares Bild davon, wie eine Person aussieht, die Sport machen *soll:* ich.

Seitdem ist Sport mein Triggerwort. Sport bedeutete für mich die längste Zeit nicht, eine Form von Ausgleich zu schaffen, es war das, was mich von einem angesehenen Körper trennte. Nicht selten versuchte ich, mich der körperlichen Betätigung anzunähern. So weit, dass ich an meine Grenzen und darüber hinaus kam. So weit, dass ich erbrechen musste. Immer wieder brach ich Kurse und Klassen ab, aus Scham und fehlender Disziplin. Denn Disziplin wird in Sportkreisen ganz großgeschrieben, es ist die Währung, die deinen Wert festlegt. Rückblickend halte ich mich für einen äußerst disziplinierten Menschen.

Entgegen meiner Hoffnung nahm der Trend um Fitness und Gesundheit nicht ab. Man einigte sich auf die unhinterfragte Vorstellung, dass Sport Teil des Alltags, Teil eines ausgeglichenen und gesunden Lebensstils sei. Meine Frustration wuchs, bis heute habe ich sie nicht völlig überwunden. Die Märchen um eine bestimmte Art sportlichen Körpers verfolgten mich. Während eines Lockdowns nahm ich all meinen Mut zusammen, kontaktierte eine Personal Trainerin und vereinbarte eine Schnupperstunde. Ich traf zum ersten Mal in meinem Leben eine Person, die mich nicht ansah und sagte, was alles falsch an meinem Körper sei und wie viel Disziplin und Regelmäßigkeit er brauchen würde, um »richtig« zu werden. Ich traf eine Person, die beeindruckt war, wie schnell ich Bewegungsabläufe umsetzen konnte, was alles in mir schon da war und die mich für den Ist-Stand wertschätzte.

Ich begann, Kraftsport zu machen. Plötzlich öffnete sich eine Tür zu einer Welt, die mir bis dato verschlossen geblieben war. Ich lernte die Freude an Fortschritten kennen, daran, Grenzen auszuloten, entwickelte Ehrgeiz und fing an, Veränderungen wertzuschätzen. Im Kraftsport und im Umfeld meiner Trainerin fühlte ich mich sicher und fähig. Schon nach wenigen Monaten stemmte ich die Hälfte meines Körpergewichtes, und es erfüllte mich mit Stolz. Ich bin sportlich. Ich bin sportlich, obwohl ich manchmal scheitere, zwischendurch wieder aufgebe und neu beginne. Ich bin sportlich, wenn ich nach einer durchtanzten Nacht verschwitzt den Heimweg antrete oder auf einem Konzert drei Songs durchhüpfe. Sportlich zu sein bedeutet, einen Körper zu haben, den man in irgendeiner Form in Bewegung bringt, zu dem man eine Verbindung aufbaut und den man mit all seinen Fähigkeiten und Grenzen oder Einschränkungen wahrnimmt. Um dann noch mal anzusetzen.

Aus meiner Geschichte habe ich gelernt, dass zuallererst das Umfeld und die Personen, die einem*r etwas beibringen, wesentlich sind. Es braucht Vorbilder, die uns die Vielfältigkeit sportlicher Körper nahebringen und uns ein differenzierteres Bild eines sportlichen Menschen malen. Wir müssen Bewegung und sportliche Betätigung, wie so vieles, von Leistungsgedanken lösen und unsere Vorstellung davon öffnen. Zum Beispiel, um ein besseres Körpergefühl zu bekommen oder einen Ausgleich zu psychischer Belastung zu finden. Doch nicht, um die Bürde schwerer und die Schablone enger zu machen.

Vor nicht allzu langer Zeit hielt ich einen öffentlichen Vortrag über Schönheitsnormen im digitalen Raum. Wenn ich über den digitalen Raum spreche, dann ist es mir stets ein Anliegen, neben all der berechtigten Kritik daran auch seinen Nutzen aufzuzeigen. So einfach es ist, Filterkulturen, Selbstoptimierung und Oberflächlichkeit anzuprangern, so viel Mut braucht es, diese weitere Ebene unserer Zeit zu akzeptieren und sich nützlich zu machen. Nach einer kurzen Einführung zu Identität und Identitätsbildung ging ich auf die Parameter von Schönheit und ihren Zusammenhang mit Wohlstand beziehungsweise Klasse ein. Was die längste Zeit einer wohlhabenden Schicht exklusiv zur Verfügung stand, nämlich Schönheit, wird heute durch die Existenz von Filtern und Bildbearbeitungsprogrammen einer breiten Masse zugänglich – selbst wenn es nur auf der zweidimensionalen Ebene so scheint. Das erleichtert gesellschaftliche Teilhabe und Toleranz. Aus keinem anderen Grund wollen Teenagermädchen volle Lippen und schmale Taillen, denn diese Art von Aussehen wird belohnt. An besagtem Vortrag nahm ein mittelalter Mann teil, der während des gesamten Abends immer wieder abwertende Kommentare über die Notwendigkeit von Selbstdarstellung und Repräsentation im digitalen Raum einwarf. Er ließ eine ausgedehnte Nostalgie und Sehnsucht nach den 1980er-Jahren erkennen, in denen die Abwesenheit digitaler Ebenen und sozialer Medien ein weitaus besseres Leben ermöglicht hätte. Was in seiner romantisierten Vorstellung jedoch fehlte, war die Erkenntnis, dass in den Achtzigern nicht alle Menschen so privilegiert waren wie er und viele sich erst mithilfe dieser modernen Möglichkeiten Teilhabe und Sichtbarkeit erkämpfen, sich Kanäle, Plattformen und Publikum schaffen konnten, um ihre Stimme zu erheben und ihre Perspektive mit anderen zu teilen.

Konzentriert man sich neben den offensichtlichen und oft kritisierten Nachteilen sozialer Medien auf deren Vorteile und Chancen, sieht man beispielsweise, dass sie eine beinahe barrierefreie Möglichkeit bieten, Informationen weitreichend zu teilen oder Missstände zu dokumentieren, also eine weitere Ebene der Bildung und Sensibilisierung eröffnen. Obwohl Jugendliche heutzutage verzerrende Schönheitsfilter über ihre flackernden Bildschirme jagen, organisieren sie sich zeitgleich in Protestbewegungen, bilden Initiativen und brechen mit problematischen Strukturen. Der digitale Raum nimmt zudem einen beträchtlichen Einfluss auf unsere Sehgewohnheiten und Werte, was neben Gefahren auch großes Potenzial für Veränderungen und Verbesserungen birgt. Auf meinem Weg zu einem neutralen Umgang mit meinem Körper waren es vor allem Frauen mit ähnlichen Erfahrungen, die sich auf sozialen Medien zeigten und mir dadurch Mut machten, ebenso Raum einzunehmen.

»Wann lässt du dir deine Zähne richten?« Solche oder ähnliche Nachrichten finde ich immer wieder in meinen digitalen Postfächern. Manche Kommentare sind deutlich herablassend formuliert, andere entstammen einer naiven Neugierde. Was diese Nachrichten gemein haben, ist ihre triggernde Wirkung auf mich. Ich habe ein schiefes Lächeln, eine ungewöhnliche Zahnfehlstellung. Allerdings ist sie nur deshalb ungewöhnlich, weil normalerweise spätestens in der Pubertät sämtliche Abweichungen eines Gebisses korrigiert werden. Lange Zeit hat es mir große Scham bereitet, mit offenem Mund zu lachen, auf Fotos zu lächeln und allgemein öffentlich zu sprechen. Denn mein Lächeln war nicht bloß ein Lächeln, es hat mich offensichtlich ausgewiesen als eine, die nicht Teil einer Gruppe ist.

Es besteht ein nachgewiesener Zusammenhang zwischen Einkommensschicht und Normschönheit, ebenso wie zwischen Armut und Gesundheit. Menschen aus geringverdienenden Einkommensschichten haben nicht denselben Zugang zu medizinischen Leistungen und erkranken im Laufe ihres Lebens häufiger an verschiedenen, zum Teil chronischen Krankheiten, was unter anderem auf ihren Lebensstil zurückzuführen ist, der eben auch stark geprägt ist durch die finanziellen Mittel, die sie zur Verfügung haben. Auch die Lebensdauer von Menschen, die in Armut leben, ist deutlich kürzer als die von Menschen, die in der Mittelschicht oder im Wohlstand angesiedelt sind. Obwohl es im deutschsprachigen Raum ein mehr oder weniger gut funktionierendes Gesundheitssystem gibt, müssen Versicherte vor allem in Bereichen wie der Zahnmedizin mit einer hohen finanziellen Eigenbeteiligung rechnen. Bei einem regulären Zahnmediziner*innenbesuch kann man ohne Weiteres mit dreistelligen Geldbeträgen konfrontiert werden, die von den Krankenkassen nicht übernommen werden. Es ist jedenfalls wenig verwunderlich, dass Menschen aus einkommensschwachen Schichten häufiger von Zahnproblemen betroffen sind, zumal die reale Angst vor finanziellem Aufwand häufig dazu führt, dass Betroffene so lange warten, bis der Schaden sichtbar oder sehr umfassend wird. So wird das Lächeln der Maßstab des Wohlstandes. Dabei werden laut Studien die allerwenigsten Menschen mit dem Gebiss geboren, das heute als Standard gilt. Ist es nicht verwunderlich, dass wir bei all unseren individuellen Entscheidungen, wie wir uns zeigen und der Welt präsentieren wollen, einer Schablone folgen, die keine Abweichungen zulässt? Zähne sind ein sensibles Thema. Ich kenne kaum Menschen, die nicht in irgendeiner Form eine Emotion mit ihnen verbinden, und tatsächlich kenne ich keine Person, die sich aufgrund von Normabweichungen oder Erkrankungen der Zähne nicht schämt. So übermächtig wirkt die von der Gesellschaft bestimmte Vorschrift, wie wir lächeln dürfen.

Menschen aufgrund äußerlicher Merkmale zu beurteilen ist sowieso ein Umstand, der keinen Platz in einem gesellschaftlichen Miteinander haben sollte. Denn oftmals sind es ebendiese Merkmale, die mit einem Trauma verbunden sind, das viel tiefer geht, als es scheint. Wir brauchen ein Bewusstsein dafür, mit welcher Selbstverständlichkeit wir das äußere Erscheinungsbild anderer beurteilen und welche Herabwürdigung sich oft dahinter verbirgt. Das fängt schon bei wertenden Kommentaren über Kleidung an. Die Schere zwischen Wohlstand und Armut klafft zunehmend auseinander, und das sichtbare Ergebnis davon sind Menschen, die kaum Zugang zu teurer Mode, hippen Fitnesstrends oder gesundheitsfördernden Maßnahmen haben. Denn leider gilt: Je mehr Wohlstand man zur Verfügung hat, desto normschöner ist man und desto eher erfährt man gesellschaftliche Teilhabe, Anerkennung und Erfolg. Gesundes Essen, eine höhere Ausbildung, sicheres Wohnen oder ausreichend Freizeit, um Sport zu machen oder Hobbys nachzugehen – das sind nur einige wenige Beispiele von Lebensbereichen, die für viele ganz selbstverständlich zum Alltag gehören. Für einen großen Teil der Menschen sind diese Dinge nicht zugänglich.

Vielleicht werde ich meine Zahnfehlstellung in Zukunft mit einer Zahnspange behandeln lassen. Nicht, weil ich mich der Normschönheit annähern will, sondern aus gesundheitlichen Gründen. Unabhängig davon lächle ich heute mit breitem Mund. Ich lasse mich nicht davon verunsichern, wenn ich irritierte Blicke oder Kommentare ernte. Es ist meine kleine persönliche Rebellion gegen das System, das für Menschen wie mich keinen geraden Weg vorgesehen hat. Es ist meine Art, Sehgewohnheiten zu unterbrechen und uns daran zu erinnern, wie vielfältig Menschen aussehen können.

porös

Wenn der Tod das Leben streift und etwas mitnimmt, schmeckt man jeden Bestandteil des Atems, der einem wegbleibt, man fühlt jedes Partikel, das eigentlich in die Lungenflügel wandern sollte und es nicht tut.

Das Fehlen hat ein unbeschreibliches Gewicht. Es liegt in Form einer überdimensionalen Kette um den Hals und übt Druck aus. Es legt sich allem in die Quere, das wie ein *Davor* anmutet. Es verhindert die simpelsten Tätigkeiten wie morgens aufzustehen, den üblichen Wegen nachzugehen oder einen Abend unter Menschen zu verbringen, die dem Fehlen in dieser Form noch nicht begegnet sind. Ich war mit einer Unfähigkeit konfrontiert, die Schwere, die dieser Einschnitt in meinem Leben hinterließ, wegzuschieben und – wie alle es von mir erwarteten – meinem Alltag ehestmöglich wieder nachzugehen. So wurde die Trauer mein Lieblingsgericht, mein tägliches Brot. Sie wurde eine Mahlzeit, die ich regelmäßig zu mir nahm, sie sättigte mich, und sie sorgte auch dafür, dass ich einen Tag nach dem anderen bewältigte. Ich habe sie nicht zubereitet, sie wurde mir serviert. Manchmal, und das passiert mit leicht verderblichen Lebensmitteln nun einmal, erwischte ich eine schlechte Portion Trauer und musste mich auskurieren. Dazu bedurfte es Pflege und Tee und Schlaf. Aber vor allem Wasser, nur nicht eines, das in den Körper hineinmuss, sondern eines, das den Körper auswäscht. Das war der Zeitpunkt, an dem ich lernte zu weinen, stunden-, manchmal tagelang. Das Weinen war wichtig, denn das Weinen war die einzige Medizin, die gegen die Trauer bestehen konnte. Im Weinen war ich dem Leben und dem Tod gleichermaßen fern.

Heute halte ich es mit der Trauer wie mit anderen, sehr speziellen Speisen. Ich bin ihrer die meiste Zeit überdrüssig, möchte keine Teelöffelspitze davon in meiner Suppe finden. Es stößt mir bitter auf, sobald sich eine Vermutung davon in meiner Mundhöhle breitmacht. Doch von Zeit zu Zeit wähle ich die Zutaten behutsam aus, bereite die Erinnerungen mit einer Prise Schmerz auf und koste die Trauer aus.

Wenn ein Mensch stirbt, den man liebt, dann zieht sich das Leben in einem einzigen Krampf zusammen, um dann den Schmerz vor sich herzutreiben, ihn bis an die äußerste Grenze auszudehnen. Und darüber hinaus. Meine Sinnesorgane haben sich verändert. Ich bin aufgewacht und neben mir lag ein toter Mensch. Und nicht irgendein Mensch. Das war der Mann, dem ich »Gute Nacht« sagte und den ich »Gehen wir heute ins Kino?« fragte, das war der Arm, in dem ich mich sicher wähnte, und das Gesicht, das ich in seinen Einzelheiten so gut kannte wie andere ihren Weg zur Arbeit. Das war ein Mann, auf dessen Lippen ich Zukunft küsste, eine Zukunft, der man keine Fragen stellt. Eben eine, der man sich sicher ist.

Dass dieser Mann neben mir tot war, wusste ich beim Aufwachen noch nicht, und auch nicht, dass mir von da an der Tod immer wieder begegnen würde. An Orten, an denen ich ihn nicht vermutete. An Orten, an die er eigentlich nicht gehörte, zumindest nicht für die meisten. Das waren Orte, die eigentlich etwas damit zu tun hatten, dem Leben zu begegnen, in ein Leben hineinzuwachsen, es für sich selbst erst einmal zu definieren und auszuloten. Das waren Silhouetten aus sonnengeküsster Haut, gemeinsamen Kochabenden, schlecht aufgetragenem Lippenstift und wenig Schlaf. Das waren Orte, wo niemand den Tod nur im Ansatz vermutete.

Seit diesem Morgen kleidet sich die Welt für mich in andere Farben, mein Blick liegt länger auf dem Wesentlichen. Nicht jeden Tag, aber öfter als zuvor sehe ich den Menschen, die ich liebe, tiefer in die Augen. Halte Momente fest und koste jedes Gefühl bis zum Tellerrand aus. Die guten wie die schlechten. Wenn ein weiterer Frühling Einzug in das Jahr hält, rieche ich nicht bloß das Erwachen, ich rieche auch die Vergänglichkeit. Jede Berührung auf meiner Haut schreibt sich ein, sinkt mir wie ein weiteres Tattoo in die Poren. Einige Jahre war eine Sirene nicht bloß ein Hintergrundgeräusch der Großstadt. Sie war die Angst, die mir die Beine hochkroch und sich um meinen Körper schlang. Meine Sinnesorgane haben sich verändert, an diesem einen Sommertag im August, einen Tag bevor es Sternschnuppen vom Himmel regnete.

Es gibt keinen Ort, an dem der Tod nicht lebt – das ist eine Erkenntnis, die ich gerne später in anderer Intensität oder Häufigkeit erfahren hätte. Was es gibt, ist die Möglichkeit, ein ganz eigenes Rezept für den Umgang mit dem Tod zu entwickeln, angepasst an persönliche Vorlieben und Aversionen. Mit akribisch abgemessenen Zutaten und immer wieder überarbeiteten Handlungsschritten. Der Tod ist ein Gericht, das wir an irgendeinem Punkt unseres Lebens verdauen müssen. Und dafür ist unser Körper schließlich konzipiert: Wir verdauen.

Im Sommer 2016 starb mein Partner an einer Lungenembolie im Schlaf. Als ich neben ihm aufwachte, kam jede Hilfe zu spät, doch das erfuhr ich erst im Nachhinein. Während ich mit der Reanimation seines viel zu großen Körpers begann und zeitgleich mit dem Notruf am Telefon sprach, trafen die Rettungskräfte ein. Das war die erste Lektion, die ich lernte: Nichts auf dieser Welt wiegt schwerer als ein Körper, in dem kein Leben mehr liegt.

Die darauffolgenden Geschehnisse glichen einem Film, den ich lieber ausgeschaltet hätte. Ich stand in Unterhose und seinem Shirt bekleidet wie ein verlorenes Kind in meiner Wohnung, während mich die Polizei befragte, von nebenan hörte ich Maschinentöne und hastige Dialoge. Plötzlich wirkte mein Schlafzimmer wie eine andere Welt, zu der ich nie wieder Zutritt erlangen würde. Die Rettungskräfte versuchten alles in ihrer Macht Stehende, um den 28-jährigen Körper auf dieser Welt zu halten. Sie brachten ihn auf einer Trage über den schmalen Balkon in den Rettungswagen und ins nächstgelegene Krankenhaus. Ich erfuhr erst auf der Notaufnahme, dass jeder ihrer Versuche scheiterte. Es war die Notaufnahme des Allgemeinen Krankenhauses Wien, die an diesem Donnerstagmorgen zu meiner Verwunderung nicht in sich zusammenfiel. Die Mauern hielten den Schreien und dem Wimmern stand, der Boden gab nicht nach, als wir uns fallen und unser gesamtes Körpergewicht auf dem Linoleumbelag zusammensacken ließen. Wir, das waren seine Eltern, meine Mutter und ich. Für mich begann an diesem Tag eine neue Zeitrechnung, mein eigenes Leben ist seitdem gegliedert in ein Davor und ein Danach. Seines ist vorbei.

Nachdem mir die unverständliche Nachricht über seinen Tod überbracht worden war, fragte mich eine Krankenpflegerin, ob ich mich verabschieden möchte, und ein orientierungsloses Nicken und eine Krankenhausschleuse später saß ich in einem Raum neben seinem Körper. Ich hatte keinen blassen Schimmer, wie ich mich in diesem Moment verhalten sollte. Durch meinen Kopf rasten Millionen von Gedanken, gleichzeitig war ich völlig gelähmt. Ich stelle mir mein Innenleben heute wie ein Stück Haut vor, das nach unzähligen Nadelstichen den Schmerz nicht mehr verorten kann und aus Selbstschutz zu einer tauben Fläche wird. Mit 23 Jahren fand ich mich in der absurdesten und für mich undenkbarsten Situation wieder: am Totenbett des Menschen, der nur wenige Stunden zuvor mit mir durch die U-Bahn-Station nach Hause gelaufen war, meine Lippen Gutenacht geküsst und beim Einschlafen meine Hand gehalten hatte. Ich fand mich auf einem Hocker neben der Bahre irgendwelche Phrasen über die Lippen schieben, um verzweifelt dieser Katastrophe irgendeine Bedeutung zu geben. Tatsächlich verstand ich nichts daran. Ich verstand nicht, wie ich mich fortbewegen sollte, ich verstand nicht, was als Nächstes passieren konnte, ich verstand nicht einmal, dass mein Herz ohne jegliches Zutun weiterschlug.

Was an diesem Morgen passierte, war wie eine seismische Naturkatastrophe. In unvorstellbarer Geschwindigkeit prallten die Gesteinsplatten meiner Welt aufeinander, schoben sich die Kontinente übereinander und lösten ein Erdbeben aus. Es dauerte nur wenige Augenblicke, doch hinterher war nichts mehr wie zuvor. Ganze Landflächen waren zerstört und von Trümmern übersät. Orte, an denen zuvor eine Ordnung geherrscht hatte, existierten nicht mehr. Nach einer persönlichen Katastrophe der Welt zu begegnen ist, wie einen neuen Planeten zu begehen.

Ganz zu Anfang schnappte ich bei jemandem eine alte Bauernweisheit auf, die besagt, dass der Tod immer zu dritt kommt, und so unwahrscheinlich es klingen mag, in den darauffolgenden zwei Jahren sollte sich das bewahrheiten. Einige Monate nach dem Todesfall teilte mir meine älteste Freundin mit, sie sei an einem Gehirntumor erkrankt. Sie starb weniger als zwei Jahre später an den Folgen ihrer Erkrankung. Zwischen ihrem Tod und dem Tod eines vierjährigen Kindes, das ich in meiner Arbeit als Sozialarbeiterin betreute, lagen nur zwei Wochen. Im Frühjahr 2018 hatte ich das Gefühl, dass kein Bereich meines Lebens vom Tod unberührt geblieben war.

Weil es mir unmöglich schien, »einfach weiterzumachen«, beschloss ich, mich ausführlich mit Trauer auseinanderzusetzen. Ich wollte mich mit meinem Gegner bekannt machen, weil ich spürte, dass seine Anwesenheit von längerer Dauer sein würde. Im Rückblick und mit einigen Jahren Abstand fällt es mir leicht, die unterschiedlichen Stränge und Ebenen dieses Vorfalls zu benennen. Ich habe Sprache gefunden, Zusammenhänge erstellt und meine Erfahrungen mit psychologischen und anderen wissenschaftlichen Forschungen dazu verbunden. Ich habe mein Studium der Sozialen Arbeit mit einer Bachelorarbeit über Trauer abgeschlossen. Und ich habe gelernt, dass Trauer nie ein singuläres Ereignis ist, sondern immer ein Konglomerat an vielschichtigen Verlusterlebnissen. In meinem Fall war es einerseits das Trauma, als 23-jährige Frau in eine Situation zu geraten, die außerhalb jeder Vorstellungskraft liegt. Dazu kamen die Traurigkeit und die Trauer um einen Menschen, der für eine Zukunft stand und für ein gemeinsames Leben. Das Mitleid um mein eigenes Leben, meine Pläne und Vorstellungen. Die Trauer um all die anderen Dinge, die ich verlor, zum Beispiel einen Freundeskreis, ganze Gebiete in der Stadt, Gefühle der Leichtigkeit oder tatsächliche Gewohnheiten, die unwiederbringlich mit der verstorbenen Person zusammenhängen. Trauer ist nie nur der Verlust eines Menschen. Trauer ist immer auch der Verlust einer Zukunft oder einer Vergangenheit. Trauer ist der Verlust eines Zuhauses, und manchmal ist sie auch verbunden mit finanziellem Verlust und mit existenzieller Angst besetzt.

Die ersten beiden Trauerjahre waren geprägt von dem unmöglichen Wunsch, zurückkehren zu können. Jeden Morgen hoffte ich für eine Sekunde inbrünstig, dass alles nur ein Traum war. Inzwischen sind sechs Jahre vergangen, doch jedes Jahr im August, wenn sich die Hitze über die Stadt legt und auf meiner Haut einen Schweißfilm hinterlässt, erinnert sich mein Körper. Und an manchen Tagen flackern immer noch Fragen auf, was gewesen wäre, wie mein Leben verlaufen wäre, wenn ... Nicht immer räume ich ihnen Platz in meinem Alltag ein, denn mittlerweile hat sich so viel Leben zwischen diesen elften August und heute gedrückt, dass sich die Frage, ob ich, wenn ich könnte, alles rückgängig machen würde, nicht mehr klar beantworten lässt. Wie soll man die Dinge gegeneinander aufwiegen? Doch ab und an gebe ich mich der Unmöglichkeit dieser Fragen hin. Dann tagträume ich von einer jungen Frau, die zwei Tage später mit großen Koffern in den Flieger gestiegen wäre und ein Auslandssemester in Kopenhagen verbracht hätte. Ich stelle mir vor, wie er mich einmal im Monat besucht hätte und wie der kühle, scharfe Winterwind unsere Wangen rosig gefärbt hätte. Ich sehe diese junge Frau, die im darauffolgenden Frühjahr mit bescheidenen Dänischkenntnissen nach Hause gekommen wäre, und wie wir kurz darauf unsere Haushalte und unsere Leben endgültig zusammengelegt hätten, so, wie wir es geplant hatten.

Von Zeit zu Zeit wünsche ich mir, ich hätte sie kennengelernt, diese Jaqueline, die von all dem unberührt geblieben wäre. Wie sähe sie aus? Was wäre ihr Bestreben? Wäre sie auch so bemüht, ihr Leben in Sprache zu fassen?

Schon von klein auf hatte ich das Bedürfnis zu schreiben, meine Gedanken und Gefühle in Worte zu kleiden. Es erwies sich für mich als heilsam, Dinge anzusprechen, sie aus meinem Inneren herauszuspülen und in schriftlicher oder fotografischer Form zum Ausdruck zu bringen. Habe ich keine Möglichkeit dazu, ist es, als würde sich Staunässe bilden, dann wird es modrig in mir drin. So häufte ich schon bald eine große Sammlung an Texten aus unterschiedlichen Phasen meiner Entwicklung an, die mein Wachsen dokumentieren und abzeichnen. 2010 begann ich dann, meine Auseinandersetzung mit psychischen Belastungen und anderen für mich schwer zu verortenden Widerständen in Form von Lyrik auf einem Blog zu veröffentlichen. Ich hinterließ damit digitale Fußabdrücke, die ich mit einem überschaubaren Publikum teilte und in kleinen Salons bei Lesungen vortrug.

Zu dieser Zeit dachte ich nicht groß darüber nach, es war einfach eine Methode, die Umwelt und mein Innenleben zu begreifen, die mit meinem Aufwachsen als

Digital Native einherging. Ich tat nichts anderes als mein Umfeld auch, kannte viele in meinem Freundes- und Bekanntenkreis, die Blogs bespielten, Bildkompositionen inszenierten und die analoge Fotografie für sich entdeckt hatten. Es war eher der Drang nach Dokumentation als ein bewusstes Erbauen einer Bühne. Ich strebte keine Bekanntheit an, ich wollte schreiben und mir im digitalen Raum einen Ort einrichten, der nicht nur mein persönliches Archiv sein und meinem Erinnerungsvermögen dienen, sondern auch ein Raum des Diskurses und der Begegnung werden sollte.

Im Jahr 2016 änderte sich nicht nur schlagartig meine reale Lebenswelt. Denn nachdem ich mich dazu entschlossen hatte, einen Beitrag zu verfassen, der meine Verzweiflung und Trauer um meinen Partner zum Ausdruck brachte, änderte sich mit einem Mal auch die Aufmerksamkeit, die auf mich gerichtet war. Offensichtlich hatte ich einen Nerv getroffen und besetzte unbeabsichtigt eine Leerstelle in der öffentlichen Aufmerksamkeit: die öffentliche Auseinandersetzung mit dem plötzlichen Tod von Menschen, die kaum angefangen hatten zu leben. Das Fehlen von sichtbarer, junger Trauer schlug sich in einer Resonanz nieder, die ich gar nicht zu verarbeiten wusste. Als ich den Beitrag darüber verfasste, was geschehen war, ahnte ich nicht im Geringsten, dass später Magazine, das Fernsehen und Zeitungen darüber berichten würden. Ich konnte nicht abschätzen, dass sich daraus ein weitverbreitetes Selbsthilfenetzwerk bilden würde. Ich malte mir nicht aus, dass mich fortan Menschen auf der Straße erkennen und ansprechen und in Bars hinter meinem Rücken flüstern würden. Am Tiefpunkt meines eigenen Lebens wurde ich plötzlich zu einer Projektionsfläche für viele Menschen, die ihre Trauer nicht nach außen kehren konnten.

Im Rückblick hätte ich vermutlich weitere Möglichkeiten gehabt, hätte andere Wege wählen können. Als ich mich mit meiner neuen Lebensrealität konfrontiert sah, griff ich auf mein Repertoire an Copingstrategien zurück, das ich bis dato gesammelt hatte. Ich wollte leben. Ich wollte sogar in irgendeiner Form »darüber hinwegkommen«, auch wenn ich heute weiß, dass es diesen Punkt nicht gibt. Ich tat demnach alles, was ich mir aus Filmen und Büchern zusammenstückeln konnte. Ich redete mit Freund*innen, und ich schwieg, ich hörte traurige und fröhliche Musik. Ich kaufte mir eine Staffelei und Acrylfarben und hoffte, dass das Auftragen von Formen und Strukturen auf Papier Linderung mit sich bringen würde. Ich las Biografien von vom Leid Gezeichneten und Selbsthilfebücher. Keines davon habe ich zu Ende gelesen. Ich kaufte und pflegte Pflanzen, und ich adoptierte einen Hund. Letzteres hat tatsächlich mein Leben zum Positiven verändert. Doch der Rest erwies sich als zu simpel. Es war für mich nicht damit getan, abstrakte Farbkleckse in dunklen Farben gemalt zu haben. Meine Gefühle waren nicht nach einem Album voller Streicher und geplagten Balladen abgearbeitet. Mit Trauerphasen und dem Etablieren von Ritualen konnte ich mich nicht arrangieren. Ich beschäftigte mich intensiv mit Fachliteratur zu Trauerbegleitung und Trauerformen, doch selbst das machte mir nicht erklärbar, was mit mir geschah. Ich hatte keinen Glauben, an den ich mich klammern konnte und wollte, in meiner Wahrheit gab es keinen Himmel und kein Leben nach dem Tod. Ich bin der Trauer begegnet wie einem komplexen Ungezieferbefall, den man mit allen Mitteln wieder loswerden möchte. Schließlich musste ich mir eingestehen, dass ich drei Schubladen voll unnützer Ratschläge hatte, doch die Trauer mir nach wie vor wie mein Schatten an den Fersen hing. Daher suchte ich für mich und meinen unliebsamen Begleiter einen Trampelpfad und legte ihn für alle sichtbar offen.

Auf meiner digitalen Plattform bildete ich meinen Trauerweg nachvollziehbar und transparent ab. Wo zuvor Fotos von Speisen und Urlaubszielen aufgereiht waren, sammelte ich nun Worte der Verzweiflung und verblassende Erinnerungen. Ich räumte mit jedem gut gemeinten Ratschlag, jedem Klischee und jeder gesellschaftlich erwünschten Position auf. Ich war radikal in meinen hässlichsten Facetten. Die Reaktionen, die ich darauf erntete, machten mir klar, dass es einen großen Bedarf an solcher Offenheit gab, dass die Menschen sich nach einem Einblick sehnten und wie sehr sie schauderten und Halt fanden in den Geschichten, die ich aus meinem Alltag teilte. Mir wurde erst in der Rückschau bewusst, dass ich mit diesem Schritt einen Hohlkörper baute, in den Menschen ihre Schicksale, ihre Geschichten und ihre unverheilten Wunden legen konnten wie in eine fragile Wabe. Plötzlich war meine eigene Form, Dinge zu verarbeiten, sie wie eine Marktschreierin vom Stadtplatz zu brüllen, nicht nur eine Möglichkeit für mich, zu wachsen, sondern auch für andere, sich verstanden zu fühlen. Es entstand ein Ort für kollektive Trauer, ein Ort, der junge Trauer in der Öffentlichkeit plötzlich sichtbar machte.

Damit wuchs nicht nur meine sogenannte Reichweite, sondern auch mein Verständnis dafür, dass mein Darstellungsdrang einen Bedarf nährte, der von nun an ein neues Kapitel in meinem Leben betiteln sollte: schamlose Offenheit. Oder wie es Lora Mathis, eine amerikanische Schriftstellerin, zu sagen pflegt: »radical softness as a weapon«.

Meine Offenheit entstand aus der Unfähigkeit, Dinge zu verschleiern, sie im hintersten Kämmerchen mit mir selbst zu verhandeln. Ich bin nicht dafür gemacht, still und heimlich meine Wunden zu lecken. Es hat dreiundzwanzig Jahre gedauert, bis ich begriffen habe, dass die Eigenschaft, die ich für ein Manko hielt, tatsächlich eine Fähigkeit ist, die nicht nur mir, sondern vielen anderen Menschen hilft.

Von da an legte ich bewusst mein Innerstes in die Auslage. Ich vollzog einen Perspektivenwechsel und lenkte den Blick von meinen vermeintlichen Defiziten auf das, was mir und anderen Menschen hilft: auf den offenen Umgang mit meiner Vulnerabilität. Ich begann, meine persönliche Betroffenheit auch als Plattform zu nutzen. Sie zu abstrahieren und die Projektion bewusst zuzulassen. Unter meinem Pseudonym Minusgold konnte man mir zusehen, wie ich die Nächte überwand, in denen es mir unmöglich schien, an die Außenwelt anzuknüpfen und wieder am gesellschaftlichen Geschehen teilzunehmen. Ich teilte die Hoffnung, irgendwann wieder glücklich und unbeschwert zu sein. Ich schrieb über gemeinsame Momente mit meinem verstorbenen Partner, darüber, welche Lücke die Liebe hinterlässt, wenn der Tod einschlägt. Erinnerungsarbeit nennt man das in der Theorie, doch ich dachte nicht an theoretische Modelle der Verarbeitung, ich handelte intuitiv. Oft hatte ich das Gefühl, dass etwas herausmuss, dass ich es aus meinem Körper spülen muss. Nicht nur auf ein Blatt Papier, sondern auf ein Plakat, eine Litfaßsäule, da, wo es alle sehen können. Dann fühlte ich mich für einen kurzen Moment leichter, und die Last schien sekundenlang von meiner Brust gewichen zu sein. Die Welt erinnerte sich mit mir, und das war schön.

Ich wollte, dass alle wussten, was passiert war. Nicht, damit sie Mitleid mir gegenüber empfanden, sondern um ihren Blick auf das Spektrum des Lebens und darüber hinaus zu lenken. Um Aufmerksamkeit dafür zu schaffen, dass die schlimmsten Dinge nicht bloß immer »die anderen« treffen. Ich machte mein persönliches Erdbeben zu einer regionalen Katastrophe. Durch mein Schreiben machte ich sicht- und fühlbar, was es bedeutet, zu einem Zeitpunkt mit Verlust und Trauer konfrontiert zu sein, zu dem man es am wenigsten erwartet.

Ich werde aufgrund der Themen, die ich öffentlich behandle, und der Art und Weise, wie ich mich der Welt zeige, oft als stark oder mutig bezeichnet. Neben Kritik habe ich auch immer wieder Bewunderung für meine Verletzlichkeit oder mein Bestreben nach Authentizität geerntet. Dabei ist es mir wichtig zu unterstreichen, dass es keine Leistung darstellt, einen bestimmten Umgang für sich zu finden. Es hat mich weder Mut noch Überwindung gekostet, ich sah für mich schlicht und ergreifend keinen anderen Weg, als darüber zu schreiben. Der Drang zu überleben und Dinge zu bewältigen liegt in den meisten von uns tief verankert und wird eine Möglichkeit finden, sich auszuformulieren. Ich hatte die Sprache zur Verfügung und ein Publikum, das mir zuhörte. Das hat mir das Weitermachen ermöglicht. Doch auch das ist eben nur *ein* Beispiel dafür, wie man es schafft, Untragbares ins eigene Leben zu integrieren. Die Aufarbeitung eines Verlustes ist genauso individuell und persönlich wie die Beziehung zu der verstorbenen Person. Jede*r hat eine einzigartige Bindung zu ihr, mit ganz bestimmten Erinnerungen, Traditionen und Geheimnissen. Wieso sollte es im Abschied ein allgemeingültiges Rezept geben?

Während ich damit beschäftigt war, mich an verschiedenen Bewältigungsstrategien abzuarbeiten, riet mir meine Mutter, an einer geführten Trauergruppe teilzunehmen. In meiner Vorstellung war eine Selbsthilfegruppe das Letzte, das irgendetwas lindern konnte. Doch obwohl ich Widerwillen verspürte, war ich dennoch bereit, jede Hilfe anzunehmen, und gab dem Besuch eine Chance. In Österreich gibt es kaum Angebote für junge Trauernde, und die wenigen vorhandenen Angebote sind zuallermeist an kirchliche Institutionen gebunden. So auch die Trauergruppe der Caritas für »junge Menschen nach Partner*innenverlust«, für die ich mich entschied. Jung, das wird dort als ein Alter zwischen 20 und 50 Jahren definiert. Bei der ersten Teilnahme erfuhr ich zum ersten Mal, was der Ausspruch »geteiltes Leid ist halbes Leid« wohl meint. Ich saß in einem Raum mit neun Frauen aus unterschiedlichen Lebensrealitäten, die allesamt einen gemeinsamen Nenner mitbrachten: den Tod eines Partners. Es waren nur Frauen, weil Männer statistisch gesehen tatsächlich häufiger jung und/oder plötzlich sterben. Das Verhältnis liegt etwa bei 2 zu 8. Zudem nehmen Männer nach Trauerfällen seltener psychosoziale Hilfsangebote in Anspruch. In der Trauergruppe verstand ich erstmals, dass gesellschaftliche Vorstellungen davon, wie lange man trauern »darf«, absurd sind. Ich verstand, dass all die Gefühle und die Abwesenheit anderer Gefühle mich nicht zu einer Außenstehenden machten, sondern viele der Teilnehmerinnen Ähnliches erlebten. Vor allem aber fand ich Worte, ein Bewusstsein dafür, was mit mir geschah, und die nötige Selbstgewissheit, um zu meiner persönlichen Entscheidung, wie ich mit diesem Todesfall umgehen wollte, zu stehen. Es besteht kein Zweifel, dass ich ohne die Selbsthilfegruppe der jungen Trauernden nie ein derartiges Selbstverständnis entwickelt hätte.

Unsere Sitzungen fanden im monatlichen Abstand statt, und schon bald drängten wir aus dem vorgegebenen Rahmen in einen privaten und offenen Austausch, indem wir die Tradition entwickelten, nach den Sitzungen in einem Lokal einzukehren und gemeinsam zu essen. Wenige Monate später wird Franziska Hayden, eine Betroffene und Teilnehmerin der Trauergruppe, die allerdings ebenso Soziologin und Psychotherapeutin in Ausbildung ist, in unseren Gesprächen anmerken und formulieren, wie vor allem junge Trauernde aus dem öffentlichen Raum und der gesellschaftlichen Teilhabe gedrängt werden. Angestoßen durch ihre Beobachtungen entstehen viele Gespräche und Erfahrungen, die uns einen. Wir alle erlebten den Verlust unserer Geselligkeit. Nicht etwa, weil wir das Haus nicht verlassen wollten, sondern weil es für uns schwer vereinbar schien, bei einem Abendessen zu sitzen und die Trauer ausklammern zu müssen. Kurzerhand gründeten wir zu acht eine eigene Selbsthilfeinitiative nach einem amerikanischen Vorbild und nannten sie »Young Widow_ers Dinner Club«. Wir organisierten monatliche Treffen in unterschiedlichen Restaurants der Stadt, die schon bald großen Anklang und Andrang fanden. Bei uns wurde geweint, gelacht, geteilt und gegessen. Da lag die Wut neben der Ratlosigkeit und der Verzweiflung in einem Gang auf dem Teller, und niemand verstummte hilflos, wenn am anderen Ende des Tisches Tränen flossen. Im Gegenteil. Wir waren eingeweiht. Der YWDC entstand aus einem Bedürfnis, Trauer im öffentlichen Raum sichtbar zu machen und sogenannte Safe Spaces für junge Trauernde zu schaffen, die institutionell unabhängig sind. Zu Anfang kamen vor allem Teilnehmer*innen der geführten Selbsthilfegruppe zu unseren Treffen, doch schon bald wurden durch mediale Berichterstattung Menschen auf uns aufmerksam, für die der Weg in eine Selbsthilfegruppe zu hochschwellig schien.

Seit der Gründung im März 2017 ist viel passiert. Wir haben Organisationsklausuren abgehalten und Workshops veranstaltet. Mittlerweile ist der Young Widow_ers Dinner Club eine eingetragene Selbsthilfegruppe in Österreich, findet neben Wien in einigen anderen österreichischen Großstädten sowie an Standorten in Deutschland und der Schweiz statt. Dagmar Reinisch und Franziska Hayden halten den YWDC am Leben, engagieren sich in einem bewundernswerten Maß ehrenamtlich, leisten Aufklärung im Trauerfeld und betreuen die internationalen Ableger*innen. Ich habe mich im Laufe meiner Bewältigung nach einigen Jahren aus der Teilnahme und Organisation zurückgezogen. Geblieben sind Freundschaften, die durch ein schicksalhaftes Ereignis und ein geteiltes Verständnis des Lebens und seiner Vergänglichkeit tief in meinem Herzen verankert sind. Die Mitarbeit an der Entstehung und der Organisation des YWDC hat mir bewusst gemacht, wie befähigend eine tiefe Krise sich in einer Gemeinschaft auswirken kann und was Solidarität bedeutet.

Im Angesicht existenzieller Erschütterung durch ein einschneidendes Erlebnis, den Tod eines nahestehenden Menschen, verschiebt sich das Zeitgefühl. Was man im Leben *davor* im Kleinen schon kannte, nämlich dass manche Momente des intensiven Glücks sich ewig anfühlen, die Wahrnehmung immer in Relation zur Bedeutung des Moments steht, zeigt sich nach dem Tod eines Menschen umso deutlicher. So deutlich, dass man den Uhren und Kalenderblättern kaum noch Glauben schenken kann. Ein Phänomen, das all die individuellen Erfahrungen und Verluste eint. Das Danach ringt vor allem mit gesellschaftlichen Erwartungen, denn plötzlich gehört man zu einem eigenen Kreis von Atmenden, man gehört zu den Menschen, die irritiert und verwirrt von der Tatsache sind, wie geschäftig sich das Leben um sie herum weiterdreht, während von außen unbegreifliche Maßstäbe an sie herangetragen werden. Nach ein paar Tagen zurück in die Arbeit. Nach ein paar Wochen wieder funktionieren. Nach ein paar Monaten nicht mehr daran denken. Weitermachen. Das ist die eine Seite.

Die andere Seite zeigt sich grau schraffiert. Sie bewegt sich nur kriechend, fallend, stockend. Sie bittet immer wieder um ein Zurück, ein Innehalten. Mit 24 Stunden dauernden Tagen konfrontiert zu sein kann von großer Angst bis zu Lethargie und Erstarren alles auslösen. Oder sie kippt in die Geschäftigkeit. Sie ordnet, regelt, sortiert und arbeitet alles nach einem straffen Plan ab. Sie vergisst sich in den Strukturen der Tageszeiten, beinahe mechanisch werden Dinge abgehakt, aufgefüllt und groß gemacht. Der luftleere Raum mit Krempel zugestellt. Doch egal, wie sie sich äußert, in allen Fällen fühlt sich jede Tätigkeit ewig an.

Ewigkeit. Ein nicht näher eingegrenzter Zeitraum, der sich über die allgemeine Vorstellungskraft hinaus dehnt. Sie ist allmächtig und nicht abzustreifen. In all den Jahren meines Schreibens habe ich nie einen derartigen Drang verspürt, ein Gefühl zu Papier zu bringen, wie damals. Ein Ritual des Verewigens.

In meinem damaligen Freundeskreis erfuhr ich negative Reaktionen. Wieso ich meinen Trauerweg öffentlich darstellte, war für viele nicht begreifbar. Ich postete ein Foto meiner aufgequollenen Augen, auf meiner Wange hatte sich eine Träne ihren Weg durch die verlaufene Wimperntusche gebahnt. Wieso weinte ich nicht im Stillen, machte ein Bild eines privaten Momentes für alle anderen sichtbar? Ich tat es, weil ich keine andere Idee hatte, als es zu tun. Ich tat es, weil es mir für einen Moment das Gefühl vermittelte, nicht allein mit meinem Schmerz zu sein. Ganz nach dem von mir erlernten Prinzip: Geteiltes Leid ist halbes Leid. Und es half. Es half über die einsamen Stunden hinweg, es wirkte wie ein Druckverband, wenn ich wieder im Begriff war, meine Wunden aufzureißen. Die

Welt näherte sich meinem Schmerz, mein nahes Umfeld distanzierte sich als Antwort darauf.

Ich verstehe das Unbehagen, das in meinem Freundeskreis aufkam, heute besser. Denn als Freund*in ist man in so einer Situation oft hilflos. Zu sehen, dass Betroffene mit ihrer Trauer nicht hinterm Berg halten, sondern sie in die Welt schreien, macht diese Hilflosigkeit unleugbar und für alle offensichtlich. Ich erlebte Zurückweisung, und viele der Freundschaften, die ich damals führte, sind heute nur noch Erinnerungen an eine gemeinsame Zeit. So wie die Trauer mich verändert hat, veränderte sie auch meine Beziehungen. Mein Freundeskreis hat sich seit dem Schicksalsschlag völlig erneuert. All die Menschen, die ich seither kennenlernte, erahnen nur aus Geschichten und Erzählungen, wer ich zuvor war. Sie haben sich für mich entschieden, in Zeiten, in denen ich nur wenig Mehrwert in einer Freundschaft bieten konnte. Trotzdem stoße ich mich an dem Ausspruch, dass man sieht, wer die wahren Freund*innen sind, wenn man eine Krise erlebt. Das ist etwas, das ich über die Jahre oft gehört habe, doch diese Vorstellung ist verkürzt. Wenn Krisen Menschen grundlegend in ihrem Wesen und ihrer Haltung verändern, sind die ehemaligen Freund*innen danach auch oftmals nicht mehr diejenigen, mit denen man eine Freundschaft ursprünglich überhaupt eingegangen wäre.

Durch meine Begegnungen mit unzähligen jungen Witwern und Witwen im Young Widow_ers Dinner Club lernte ich, dass auch das nichts Ungewöhnliches ist. Die Geschichten, die wir uns an den Tischen erzählten, waren manchmal überraschend ähnlich. Der plötzliche Verlust des Partners/der Partnerin geht nicht selten mit einem glatten Bruch des sozialen Umfelds einher. Menschen, die in jungen Jahren jemanden, den sie lieben, verlieren, erleben oft multiple Verluste. Das ist neben der verausgabenden Trauerarbeit die eigentliche Herausforderung. Sich wieder einen Freundeskreis aufzubauen, an einen Arbeitsplatz zurückzukehren, den man als anderer Mensch verließ, und ein Leben zu leben, nachdem man eine völlig neue Perspektive auf die eigene Existenz gewonnen hat.

All der Gegenwind, den ich erfuhr, hat mich darin bestärkt, meinen eigenen Weg weiterzuverfolgen und meine Bewältigungsstrategien nicht als defizitär zu betrachten. Rückblickend bin ich froh, mir die Möglichkeiten nicht genommen zu haben, meinen individuellen und persönlichen Umgang mit dem Thema Tod zu finden.

Ich und viele andere sind Beispiele dafür, dass ein Weitermachen möglich ist. Dass es irgendwann aufhört zu ziehen und zu pochen, die Wellen der Trauer immer seltener kommen und uns nicht hochschäumend verschlingen, sondern nur noch bis zu den Knöcheln reichen. Man kann schwere Schicksalsschläge für sich verarbeiten, wenn man eine Option im *Wie* und ein unterstützendes Umfeld hat, sich nicht an herkömmlichen Maßstäben misst und auf die sogenannte Normalität für eine Weile verzichtet. Sie kommt zurück, nicht von selbst, nicht ausschließlich mit der Zeit, aber in der Wiederholung von kleinen Schritten Richtung Zukunft.

Wie geht man mit jemandem um, der oder die gerade trauert? So, wie man mit jedem anderen Menschen umgeht, der es gerade schwer hat – aus welchen Gründen auch immer. Angesichts der Ohnmacht bei einem Todesfall vergessen viele, dass es oftmals nicht viel braucht, um jemanden in einer schweren Zeit zu stützen. Konkrete, wiederholte Angebote beispielsweise, für einen Spaziergang oder gemeinsam verbrachte Stunden. Und dabei unbedingt die Erwartung an eine Rückmeldung oder große Dankbarkeit außen vor lassen. Verfügbarkeiten klar kommunizieren und dabei einen Blick auf die eigenen Ressourcen haben, sprich, Angebote nur machen, wenn man sie auch ehrlich einhalten kann. Und letztlich sind es die basalen Bedürfnisse, bei denen Trauernde vor allem in den ersten Wochen Hilfe benötigen: Nahrung, Tagesstruktur, Schlaf und Unterstützung bei Organisation und Ordnung.

Gesten des Beistands müssen keine großen Heldentaten sein, und es ist okay, wenn man als Außenstehende nicht nachvollziehen kann, was gerade passiert. Dieser Anspruch ist unrealistisch. Deswegen sollte man von gut gemeinten Ratschlägen und Tipps absehen und sie durch sanfte Nachsicht und Geduld ersetzen.

Trauer nimmt kein Ende. Trauer ist nicht zwangsläufig traurig. Trauer ist der Ausdruck einer Beziehung, die ein abruptes und unwiederbringliches Ende genommen hat und dadurch gleichzeitig kein Ende findet. Es ist ein Paradoxon, in dem Ende und Ewigkeit im selben Atemzug existieren. Und diesen Widerspruch gilt es zu integrieren, Orte für ihn zu finden, Rituale und Gesten zu schaffen, die einem*r das Gefühl geben, diesen Anteil nicht ausklammern zu müssen. Und diese Gesten können hochtrabend und inszeniert sein, klassisch oder außergewöhnlich, sie dürfen im Stillen und im Lauten existieren. Ihre Gestaltung muss frei sein. Anders können wir uns dieses Leben nicht begreiflich machen. Ich habe meine persönliche Art und Weise gefunden, die Beziehung zu meinem verstorbenen Partner zu pflegen und zu leben, gleichzeitig habe ich in darauffolgenden Beziehungen gelebt, geliebt und mich geöffnet. Das Leben schließt trotz dem einen das andere nicht aus. Meine Trauer hindert mich nicht mehr am Leben, sie hindert mich nicht am Lieben und nicht am Vergnügen. Ich trage sie heute wie einen zweiten Vornamen oder eine Mitgliedskarte zu einem Klub, den ich so gerne erst viel später und unter anderen Umständen kennengelernt hätte.

matt

Mein Rückzug wurde nicht von einer Straßenkapelle begleitet. Die Paukenschläge blieben aus, die Abwesenheit von Luftschlangen und Konfetti hing zwischen dem Nebel. Mein Rückzug war keine feierliche Parade entlang einer von Zuschauer*innen gesäumten Allee, die keinem Blick entging. Er war kein Ereignis, das an offenen Fenstern wachsam und gebannt von einem Publikum verfolgt wurde, bis es am Horizont verschwand. Er war ein Ort, an dem ich völlig allein war. Leer gefegte Straßenschluchten ohne eine einzige Begegnung. Anbiedernde Grautöne, vom Himmel kaum zu unterscheidende Flächen der Monotonie. Da herrschte nicht nur Stille, es herrschte Sprachlosigkeit. Da gab es einen Sog, der jeden letzten Impuls, den Rückzug doch noch zu unterbrechen, nichtig machte. Während der Knopf im Kopf zu einem Knoten heranwuchs, um den sich mein ganzer Körper neu gruppierte, um sich fortan nur noch mühselig und in bleischweren Bewegungen fortzubewegen, war mein Rückzug ein Weg ohne Ziel. Ohne Vorankommen, ohne eine Möglichkeit zurückzukehren. Starre. Brutale Weitsicht auf die gescheiterten Versuche, Leben hereinzulassen. Mein Rückzug war in Vergessenheit geraten, er wurde nicht bemerkt. Und so kam es, dass unter der wachsamen Oberfläche eines alltäglichen Treibens ein kleines, aber nicht unwesentliches Detail abhandenkam. Ohne Lärm, ohne Licht, mitten im Geschehen hörte sie auf zu sein. Meine Lebenslust.

»Sie haben eine chronische Erkrankung«, sagte der Arzt zu mir, und im viel zu großen Besprechungszimmer drohte ich unterzugehen. Damals dachte ich, dass diese – meine – chronische Erkrankung etwas ganz anderes war als etwa Asthma oder Rheuma. Denn meine Krankheit ist unsichtbar. Kein Ultraschall kann sie erfassen, auch im Blutbefund fällt sie nicht auf. Trotzdem verursacht sie Schmerzen, bildet Entzündungsherde. Sie kommt in Schüben. Ohne ärztliche oder therapeutische Behandlung sind ihre Ausbrüche kaum unter Kontrolle zu bekommen und die Folgen ermüdend, ja von Zeit zu Zeit sogar lebensbedrohlich. Der Arzt, der mir gegenübersaß, war ein Psychiater, wir sprachen eine ganze Stunde miteinander, ich wusste mittlerweile, dass das ein unsagbares Privileg war. Dem vorangegangen waren unzählige Wartezimmer in den Praxen verschiedener Fachmediziner*innen, die seltsamerweise allesamt eines gemeinsam hatten: Sie schmückten ihre Praxen mit selbst gemalter Kunst. Ich hatte mir in den Monaten zuvor die effizienteste Art, meine Krankengeschichte vorzutragen, beigebracht. In kurzen, unmissverständlichen Sätzen platzierte ich Schlagwörter, die meinem Gegenüber veranschaulichen sollten, wo ich stand. Da ich das zu diesem Zeitpunkt selbst nicht so recht wusste, mündeten meine Blitzbesuche meist in drei bis vier Blatt Papier in Form von Rezeptblöcken und einem Befund, den ich nach all den Jahren auch selbst hätte schreiben können.

Es ist mir ein Anliegen, psychische Gesundheit öffentlich zu thematisieren, weil die Erkrankung meiner eigenen Psyche mich seit vielen Jahren begleitet und teilweise mit Barrieren konfrontiert. Barrieren, die mehr mit Vorurteilen und Stigmata zu tun haben als mit der Erkrankung selbst. Im Alter von sieben Jahren saß ich das erste Mal vor einer klinischen Psychologin. Seither habe ich in Summe mehr als zehn Jahre Psychotherapieerfahrung, einen stationären Aufenthalt und eine große Bandbreite an psychopharmazeutischer Behandlung hinter mir. Erst 2019 wurde mir nach fundierter klinisch-psychologischer Diagnostik eine Diagnose gestellt. Bis zu diesem Zeitpunkt wechselten sich viele Begriffe aus dem ICD-10-Katalog, dem internationalen Diagnosekatalog, auf den Befunden meiner Krankengeschichte ab. Doch in diesem Jahr prallte ich nach einem Frühling des Rasens in voller Geschwindigkeit auf den Boden, und dann war von einem Tag auf den anderen nichts mehr möglich. Eine in dieser Intensität nie da gewesene Leere erdrückte mich und schob mich bis an die Grenzen des Denkbaren. Also nahm ich mit 27 Jahren die Odyssee der Facharztsuche auf mich, begab mich schließlich ein weiteres Mal in intensive psychologische und psychiatrische Behandlung und nahm damit Nebenwirkungen und langwierige medikamentöse Einstellungsphasen in Kauf.

Inwiefern unterscheidet sich meine Erkrankung nun von anderen? Die Wahrheit ist, das tut sie nicht. Meine Erkrankung fällt unter den Begriff der psychiatrischen Störungen, sie ist vereinfacht gesagt auf ein hormonelles Ungleichgewicht in meinem Gehirn zurückzuführen. Genau genommen vermutet man, dass die sogenannten Neurotransmitter, also Botenstoffe wie zum Beispiel Serotonin, bei der Signalübertragung gestört werden. Über die Ursache ist man sich nicht einig. Traumata, Stress und organische Faktoren oder eine genetische Prädisposition (also eine gewisse Veranlagung) spielen eine Rolle. Geraten mehrere Säulen der Identität ins Wanken, kann ein Krankheitsschub die

Folge sein. Das Modell der Säulen der Identität geht auf den deutschen Psychologen Hilarion Petzold zurück. Darin benennt er fünf konstituierende Teilbereiche der Persönlichkeit, die gleichermaßen versorgt werden müssen, um psychische Gesundheit und Stabilität zu gewährleisten. Ein gelingendes Sozialleben zum Beispiel, die Chance, sich im Beruf selbst zu verwirklichen, physische Gesundheit oder die Möglichkeit, Werte und Ideale zu leben. Hinzu kommen Faktoren wie materielle Sicherheit und die Aussicht auf Erholungsphasen. Wie alle Erklärungsmodelle der Psychologie bietet auch das Säulenmodell von Petzold eine ganz bestimmte Perspektive, aus der man die menschliche Psyche und ihre Gesundheit betrachten kann. Es hilft mir zu verstehen, worauf ich achten muss, um ein Gleichgewicht beizubehalten.

Als meine Erkrankung durch jene bröckelnden Säulenelemente getriggert wurde, erlebte ich eindeutig zuordenbare Symptome: Stimmungsextreme, die man als Manie und Depression bezeichnet. Ich habe eine bipolare Störung, doch anders als viele glauben, hat auch diese Erkrankung viele Gesichter und Abstufungen. Zwischen Wahnsinn und Tiefpunkt erstreckt sich ein weites Spektrum. Dieses reicht von hypomanen Symptomen wie gehobener Stimmung und gesteigertem Antrieb bis hin zu Mischzuständen, in denen sich stabile Stimmungen mit depressiven Tagen oder Aspekten vermengen. Obwohl die Erkrankung für ihren Schwarz-Weiß-Kontrast bekannt ist, ist sie – zumindest für mich – alles andere als das. Himmelhoch jauchzend und zu Tode betrübt lautet das Sprichwort im Volksmund. Das würde ich so nicht beschreiben. Ich erlebe keine tiefe Traurigkeit. Was ich in den depressiven Schüben erlebe, ist ein Nullton, der meine Gefühle, meine Konzentration und meine Energie auf ein Minimum reduziert.

Dass sich etwas verändert hatte, wurde mir zum ersten Mal frühmorgens in einer Hotel-Lounge in Barcelona bewusst. Ich hatte zuvor drei Tage lang auf einem Festival getanzt, gefeiert und gelacht. Das klingt erst einmal nicht ungewöhnlich. Was mich jedoch stutzig stimmte: Ich benötigte kaum Schlaf, um tagelang aktiv und energiegeladen zu sein, war zu dem Zeitpunkt stark erkältet und fühlte mich dennoch unbesiegbar. Ich empfand keine körperlichen Beschwerden, keine Schmerzen, war angetrieben von einer unerschöpflichen Energie, die mich weitermachen ließ. Um mich herum nahmen Festivalbesucher*innen aufputschende Drogen, um auf dieses Hoch zu kommen, auf dem ich wie von allein zu schweben schien. Jetzt saß ich nach der letzten durchtanzten Nacht in einem bequemen Fauteuil – meine Freund*innen waren schon Stunden zuvor zurück ins Hotel gefahren, um sich ihrer Erschöpfung zu ergeben – und sprudelte vor Glück und

Ideen, was ich als Nächstes tun könnte. Gleichzeitig wurde mir genau in dem Moment bewusst, dass etwas nicht stimmte. Ich beschloss, nach meiner Ankunft in Wien mit jemandem darüber zu sprechen. Rückblickend weiß ich, das war eine Hypomanie. Eine Hypomanie, die sich schon Wochen und Monate zuvor angekündigt hatte. Die Anzeichen waren eindeutig: In meinem Job hatte ich unzählige Überstunden geleistet, ich hielt mich seit Längerem in meinen Entscheidungen für unfehlbar und blieb über ein angemessenes Maß hinaus in allen Lebenslagen risikofreudig. Statt meinem ursprünglichen Impuls Folge zu leisten, suchte ich zurück in Wien keine*n Ansprechpartner*in, sondern verwarf den Gedanken in der Überzeugung, nicht jedes Glücksgefühl pathologisieren zu müssen. Stattdessen ließ ich mich vom Antrieb mitreißen. Doch der Sturz kam ebenso, wie die Physik ihn vorgesehen hat: mit voller Wucht auf den Boden.

Von einem Tag auf den anderen konnte ich nichts mehr fühlen, die Erschöpfung brach über mich herein, doch der Schlaf blieb mir weiterhin verwehrt. Ich konnte nicht mehr essen, meine Konzentration kam mir abhanden, ich entwickelte massive Denklücken und -störungen. Kein schleichender Übergang, keine sanfte Wende, ich wurde am ersten Juli wach und war leer. Was von mir blieb, war eine Hülle ohne Innenleben. Das war der Zeitpunkt, zu dem mir klar wurde, dass nun kein Weg mehr daran vorbeiführte, Hilfe in Anspruch zu nehmen.

Was darauf folgte, erinnert sehr an die berühmte Szene aus den Asterix-und-Obelix-Filmen, in der die beiden verzweifelt auf der Suche nach dem Passierschein A38 sind: Es gab viele Anlaufstellen, doch zuständig fühlte sich niemand. Ich begann, Mediziner*innen abzuklappern, auf Termine zu warten, aus denen ich am Ende ratloser herauskam, als ich hineingegangen war. Eine Verschreibung da, eine Empfehlung dort, und erst knapp zwei Monate nach Ausbruch meines Nulltons erhielt ich die Diagnose der bipolaren Störung. Die Versorgungslandschaft für Menschen mit psychischen Problemen und Erkrankungen ist prekär. Es dauert Wochen und Monate, bis man irgendwo andocken kann, Wochen und Monate, bis man Antworten auf all die Fragezeichen bekommt. In keinem anderen Bereich der Gesundheitsversorgung werden lebensbedrohliche Erkrankungen so nachrangig behandelt wie in der Psychiatrie. Versucht man, aus der endlosen Warteschleife auszubrechen und den Weg zur Behandlung abzukürzen, muss man mit hohen Kosten rechnen. Wer die finanziellen Mittel nicht hat, um auf Kassenleistungen zu verzichten, bleibt auf der Strecke oder braucht ein stabiles soziales Netz, das eine*n einigermaßen trägt.

Auch ich nahm schließlich den Weg über einen

Wahlpsychiater, sprich einen Arzt, dessen Leistungen nur mit einem Pflichtanteil von 20 Prozent von den Krankenkassen übernommen werden. Als ich in seinem Besprechungszimmer saß, war es drei Monate her, dass der Einbruch mich erwischt hatte, er war der dritte Arzt, mit dem ich sprach. Anders als bei jenen zuvor hatte ich hier mehr als fünf Minuten Zeit, um meine Situation darzulegen, und bekam mehr als eine weitere Verschreibung. Mein Psychiater benutzte ganz bewusst den Ausdruck »chronische Erkrankung«, anstatt von »psychischer Störung« zu sprechen, er normalisierte, setzte alles in Kontext, er wusste, dass es wichtig war, schon in der Wortwahl zu vermitteln, dass hier ein längerer Handlungsbedarf bestehen würde. Bipolar, das ist eine Beschreibung der Umwege, die mein Stoffwechsel nehmen muss, weil irgendwo ein Botenstoff falsch abgebogen ist. Bipolar, das ist nicht heilbar oder austherapierbar. Es ist ein lebenslanges Lernen. Lernen, mehr zu sein als eine Diagnose, und doch nicht außer Acht zu lassen, dass sie existiert. Es waren einige Besuche und Gespräche mit diesem Psychiater nötig, bis ich verstand, was bipolar für mich bedeutet. Es waren Sätze wie »Ich möchte nicht, dass Sie diesen Raum mit Fragen verlassen müssen«, die es mir langfristig möglich machten, mit dieser Diagnose zu leben.

Drei Jahre später habe ich viel über mich und meine Erkrankung gelernt. Ich weiß, worauf ich achten muss und was mögliche Handlungsschritte sind, wenn der Rückzug droht. Das bedeutet nicht zwangsläufig, dass ich Schübe verhindern, aber womöglich, dass ich mich schneller wieder daraus befreien kann. Gleichermaßen wichtig wie mein eigenes Bewusstsein über meine Erkrankung ist die Aufklärung meines nächsten Umfelds. Als sich mein letzter Schub ankündigte, waren meine Familie und meine Freund*innen immer in meiner Nähe, wertschätzend und aufmerksam fragten sie nach, ob sich da etwas anbahnen könnte. Jemanden mit einer psychischen Erkrankung nicht zu infantilisieren ist schwierig. Es ist ein schmaler Grat zwischen echter Hilfe, die Eigenverantwortlichkeit zulässt, und Entmündigung. Hilfe, die daran gebunden ist, dass der oder die Betroffene ausschließlich nach fremden Ratschlägen handelt, ist egoistisch und kaum hilfreich. Ein Auffangnetz muss tragen, darf aber nicht fesseln. Umso wichtiger kann deshalb Psychoedukation im Familien- und Freund*innenkreis sein, denn erst wenn man genau weiß, womit man es zu tun hat, kann man auch angemessen darauf reagieren.

Mittlerweile habe ich meine Mitte wiedergefunden. Die Mitte eines Körpers, der in Schieflage geraten war. Ich fühle, ich lebe, mit allem, was dazugehört. Vor allem aber mit einem Rahmen, der mich innerhalb seiner

Grenzen ein scheinbar normales Leben – was auch immer das sein mag – führen lässt. Wie bei allen Errungenschaften war es mit viel Anstrengung und Energie verbunden, an diesen Punkt zu gelangen. An schlechten Tagen wünsche ich mir einen gebrochenen Knochen, eine Rötung, irgendetwas Sichtbares, das es für mich und meine Umgebung fassbar macht, warum mir manche Dinge nach wie vor schwerfallen. An guten Tagen begegne ich meiner Erkrankung wie einem kleinen Fehler im System. Ich habe sie nicht verschuldet, sie ist mir widerfahren. Dieses Wissen erleichtert es mir, mir selbst Akzeptanz und Nachsicht entgegenzubringen. Es bestärkt mich darin, mich nicht über eine Diagnose zu definieren und gleichzeitig zu verstehen, dass keine Bemühung ungeschehen machen kann, was auf einen simplen Fehler in der Physik zurückzuführen ist.

Psychische Erkrankungen als physische Gegebenheiten zu beschreiben ist wichtig, will man ihrer Stigmatisierung ein Ende setzen. Psychisch Erkrankten haftet oft ein Ruf von Schwäche an. In erster Linie scheinen sie unberechenbar, in ihrem Verhalten willkürlich und den Anforderungen des Alltags nicht gewachsen. Ich bin mit einem ausgeprägten Leistungsgedanken aufgewachsen. Meine Herkunft hat in mir den Drang gezeugt, etwas zu erreichen, es einmal besser zu haben; eine höhere Ausbildung, keine körperlich anstrengende Arbeit, keine prekären Wohnverhältnisse. Diese Einstellung liegt tief in mir verankert. Keine Erkrankung kann etwas daran ändern. Seitdem ist es mir gelungen, ein Hochschulstudium abzuschließen, einem geregelten Alltag nachzugehen, mich beruflich zu festigen und weiterzuentwickeln. Ich lebe in einem engen sozialen Netz, das wie ein Gürtel um mich liegt und dabei jede Regung und Veränderung an mir bemerkt. Es war mit viel Anstrengung verbunden, einen Punkt zu erreichen, der dem Bild eines gesellschaftlich akzeptierten »normalen Lebens« gleicht. Mit einer psychischen Erkrankung zu leben bedeutet für mich, das Wort »Scheitern« in mein Vokabular aufzunehmen. Jeder Akzent, den ich setze, ist von einem »trotzdem« geprägt. Trotzdem bin ich arbeiten gegangen; trotzdem bin ich in den Urlaub gefahren; trotzdem habe ich gelacht oder mich verliebt. Ich habe mich damit arrangiert, dass ich von einem Morgen auf den anderen nicht nur einen Schritt, sondern eine kilometerlange Strecke zurückgeworfen werden kann.

Ich wiederhole mich an dieser Stelle, doch ich möchte es noch einmal betonen: Was ich mir bis zum heutigen Zeitpunkt aufgebaut habe, hat nichts mit angeborener Stärke oder Schwäche zu tun. Es muss ein Umdenken stattfinden, damit echte Chancengleichheit möglich wird. Jeder Mensch hat unterschiedliche Voraussetzungen, bringt eine hochkomplexe Zusammensetzung aus Prädispositionen und Prägungen mit. Es ist für alle Menschen ein Kraftakt, Kränkungen und Einschnitte, die sie im Leben ereilen, zu bewältigen, sich nicht länger als passiven Part in einer Gesellschaft wahrzunehmen, die keinen Platz für sie vorgesehen hat. Die eigene Geschichte wird immer eine Rolle spielen. Es ist wichtig, sich mit der persönlichen Entwicklung auseinanderzusetzen. Nur so kann man Herausforderungen annehmen, Schicksalsschläge und Niederlagen überwinden. Ich habe aufgehört, die Gegebenheiten in meinem Leben als Nachteil zu betrachten. Dabei ist hervorzuheben, dass ich lange, bevor ich aktiv etwas an meiner Situation änderte, Mitgefühl für mich verspürte. Selbstmitleid ist der erste Schritt, um sich selbst zu verorten. Was wir brauchen, ist mehr Empathie, und die beginnt in erster Linie bei uns selbst.

Es gibt Bereiche des Lebens, da wird die Offenheit, die ich im Umgang mit psychischen Erkrankungen fordere, zu einem Wagnis. Sich im beruflichen Kontext zu seiner psychischen Verfassung zu bekennen fällt nicht leicht. Ich habe es bisher meist getan. Als Sozialarbeiterin erwarte ich von meinen Arbeitgeber*innen ein gewisses Maß an Sensibilität und Verständnis für die Abzweigungen der Psyche. Ist ein Mensch mit einer psychischen Erkrankung generell weniger belastbar? Ich denke, diese Frage kann man nicht pauschal beantworten. Es ist wie mit allen chronischen Erkrankungen: Natürlich können sie Auswirkungen auf die Leistungsfähigkeit einer Arbeitnehmer*in haben, doch abgesehen davon kann man gut damit leben und, ja, auch arbeiten. Sobald man eine Behandlung antritt und sich darauf einlässt, Unterstützung anzunehmen, ist ein normaler Arbeitsalltag durchaus möglich. Auch Menschen ohne psychische (Vor-)Erkrankungen sind fehleranfällig, haben schlechte Tage und sind nicht immer gleichbleibend belastbar.

Ich werde oft gefragt, ob es ein Widerspruch ist, mit einer psychischen Erkrankung im sozialen Sektor zu arbeiten. Das Bild von Sozialer Arbeit oder Arbeit im Sozialwesen allgemein ist oftmals mit großer Bewunderung verbunden. Der sinnvolle Aspekt der Arbeit, die Hingabe, die man dafür braucht und letztendlich auch eine hohe Belastbarkeit. All diese Dinge treffen zu einem Teil zu, allerdings ist auch die Soziale Arbeit eine Arbeit, die sich nicht ausschließlich auf ein gutes Herz stützt, sondern auf eine Ausbildung und fachliche Expertise. Würde man die Arbeit im Sozialwesen nicht mit einer menschlichen Nächstenliebe gleichsetzen, sondern als einen Beruf betrachten, dem eine mehrjährige Ausbildung und Praxiserfahrung vorangeht, würde man womöglich nicht infrage stellen, ob Menschen mit psychischen Erkrankungen darin arbeiten können. Denn diesen Widerspruch kann ich getrost verneinen. Es mag Bereiche geben, die belastender oder herausfordernder sind, aber das Berufsfeld ist so weitläufig, dass es an Ableismus grenzt, Menschen mit Erkrankungen dafür als ungeeignet zu betrachten. Was dem aber vorangehen muss, ist eine gründliche Reflexion und Auseinandersetzung mit der eigenen Psyche. Es ist wichtig, sich im Klaren darüber zu sein, wo die eigenen Schwächen liegen und wobei man Unterstützung braucht. Gerade in der Sozialen Arbeit, wo man mit einer Vielzahl an Menschen mit schwierigen Biografien konfrontiert ist, ist es wichtig, die eigenen Trigger zu kennen und ohne Scham gelegentlich selbst nach Hilfe zu fragen. Ich war beinahe drei Jahre in einem hochkomplexen und sehr belastenden Bereich der Sozialen Arbeit tätig, der ein enormes Maß an Konzentration und Verantwortung erfordert. Und selbst dort gelang es mir, einen Raum für mich und meine Fähigkeiten zu finden, der fernab von der Beeinträchtigung durch meine psychische Erkrankung lag. Ich habe Glück gehabt, dass meine Vorgesetzten meist verständnisvoll und kooperativ reagierten. Durch meinen transparenten Umgang mit meiner Diagnose konnten intern Unterstützungsmaßnahmen geschaffen werden, die es mir auch in schlechten Phasen erleichterten, dem Arbeitspensum gerecht zu werden.

Mir ist bewusst, dass ich damit in einer sehr privilegierten Position bin. Viele Arbeitsbereiche lassen aus oben genannten Gründen nicht zu, offen mit einer psychischen Erkrankung umzugehen. Zu groß ist die Gefahr von Stigmatisierung, zu vorherrschend sind die Vorurteile über Schwäche, Fehleranfälligkeit und Krankenstandstage. Solange unser Fokus auf Leistung liegt, wird es immer Menschen geben, die durch das Raster fallen. Ein offener Umgang am Arbeitsplatz mit dem Thema psychische Erkrankung kann eine Entlastung darstellen und das Arbeitsklima insgesamt positiv beeinflussen. Viele Arbeitgeber*innen haben selbst wenig Einblick und Wissen über psychische Störungen. Aufklärung und Transparenz können Abhilfe schaffen. In der Realität muss man dennoch abwägen, wie und ob man dieses Thema platziert. Leider wird man dabei nicht immer auf Verständnis treffen.

Ein Beginn ist etwas, worauf etwas anderes folgt. Je mehr Menschen einen Anfang wagen, indem sie offen und ohne Scham über psychische Gesundheit sprechen, desto eher wird es zu einem Stück Normalität werden. Es ist mir unbegreiflich, wie ein Thema, das uns alle ausnahmslos betrifft, nämlich die Gesundheit unserer Psyche, derart vernachlässigt werden kann. Ob es eine depressive Episode, eine Persönlichkeitsstörung oder eine Neurose ist – psychische Störungen nehmen im Zusammenhang mit wachsendem Leistungsdruck und prekären Verhältnissen zu. Laut auszusprechen, dass ich eine bipolare Erkrankung habe, war für mich eine Befreiung und Selbstermächtigung. Ich habe verstanden, dass ich ein Beispiel dafür sein kann, dass das Leben auch mit einer psychischen Erkrankung lebenswert ist. Ich möchte dazu beitragen, dass es keine große Sache mehr darstellt, offen über den Zustand unserer Seele zu sprechen, weil sie eine ebenso große Bedeutung für uns hat wie die physische Gesundheit. Es sind kleine Anhaltspunkte, die ich streue, um herauszuarbeiten, was immer da war: der Kampf mit uns selbst und die Umwege, die unsere Psyche nimmt, um Dinge, die uns widerfahren, erträglich zu machen. Das Ergebnis einer ungesunden Gesellschaft, die auf unseren Schultern lastet. Der Preis, den Einzelne von uns dafür bezahlen, um ein Teil von ihr zu sein. Diese Last möchte ich verteilen und aufzeigen, dass sie leichter wird, wenn man sie gemeinsam trägt. Neben all den Dingen, die eine psychische Erkrankung mit sich bringt, ist die Einsamkeit das Schlimmste daran. Mein stiller Protest, mein hochgehaltenes Schild ist, dass ich von mir selbst erzähle und andere Menschen dazu einlade, sich mit Themen zu beschäftigen, die zwar für das Auge nicht sichtbar, doch für das Herz umso belastender sind. Ich schwirre nachts aus, um die Wände unserer Gassen mit Plakaten zu versehen. Auf ihnen finden sich Einblicke in meine Gedankenwelt, wenn sie einen Tiefpunkt erreicht hat, oder Hinweise, wie man ein Gespräch mit jemandem führen kann, der/die sich in einer Krise befindet. Ein gutes Mischverhältnis aus Aufklärung und Empathie kann bewirken, dass weniger Menschen auf ihrem Weg zurückgelassen werden. Wenn nur ein Mensch an meinen Worten hängen bleibt und erfährt, dass er/sie nicht falsch oder weniger wert ist, weil seine/ihre Empfindungen anders funktionieren, hat es sich gelohnt, Gesicht zu bekennen und meine eigene Angst zu überwinden. Und wenn es nur ein Mensch ist, der eines meiner digitalen Plakate passiert und daraus ein Verständnis für jemanden entwickelt, habe ich ein kleines Stück dazu beigetragen, dass psychische Erkrankungen eingebettet werden in den natürlichen Verlauf eines Lebens.

Einen Sommer lang habe ich nicht geweint. Heute blicke ich zurück auf den Weg, der ins Hier und Jetzt führte. Jede meiner Therapieerfahrungen davon hat mich näher zu mir selbst gebracht. Nicht immer war es akut, nicht immer lag eine Erkrankung oder eine Episode dem Bedürfnis zugrunde, mich auszutauschen. Ich gehöre zu den Menschen, die eine Therapie im Laufe eines jeden Lebens für angemessen und sinnvoll erachten. Die Wahrheit ist, ich habe viele Pfade beschritten. Im Kern meiner Psyche habe ich meine Erlebnisse akribisch sortiert und hart gearbeitet, um mich letztlich neu anzuordnen.

Am Ende des Rückzugs steht immer die Rückkehr. Das passiert zum Beispiel so: Die Tage werden unbemerkt heller. Jeden Morgen ein kleines bisschen mehr. Es ist, als schiebe sich eine Stütze zwischen die Stunden, die das Vorankommen hält. In der Abwesenheit des Schwindels lerne ich wieder laufen, schöpfe aus einem Antrieb, der es möglich macht, Aufgaben zu erledigen, Tage zu strukturieren, Ideen zu haben. Erst wenn einige Tage, vielleicht sogar eine Woche in der Abwesenheit der Verzweiflung vergangen sind, wird mir klar: Da ist Halt. Ich halte mich. Das Leben uns. Dann beruhigt sich mein Schlaf, ich ruhe wieder. Die Müdigkeit kommt, und sie nimmt mich mit, sie legt mich ab. Die Nacht ist plötzlich kein rohes Schlachtfeld mehr, auf dem all die Übelkeit und Nervosität zusammenkommen und in Angst münden. Die Nacht übersetzt sich wieder in eine Wärme, die Erholung ermöglicht. Dann fragt jemand, wie es mir geht, und die Antwort auf diese Frage lässt einen kurzen Zweifel zu. Statt die zurechtgelegten Phrasen der vorangegangenen Zeit zu wiederholen, traue ich mir eine andere Antwort zu: Ich glaube, es geht mir gut, es geht mir besser. Im Wissen, wie riskant es ist, ein Terrain zu betreten, auf dem ich die Schwere los- und mein soziales Umfeld aus ihrer Sorge entlasse. Eine Sorge, die gleichzeitig eine Art der Versicherung ist. Im selben Augenblick versuche ich auszurechnen, wie lange der letzte Moment zurückliegt, als ich wie ein Löwe im Käfig im Kreis rannte und aus der Haut fahren wollte. Wie lange der letzte Tag zurückliegt, an dem ich nicht wusste, wohin mit mir, und die Enge und Unendlichkeit unerträglich schien. Zu sagen, dass es mir gut geht, fühlt sich wie eine Mutprobe an. Jetzt, wo alle verstanden haben, wo ich war. Wo alle in die Sicherheitsvorkehrungen eingewiesen sind und in Rufbereitschaft zur Verfügung stehen. Doch ich sage es trotzdem, auch wenn kein Holz in Reichweite ist. Ich klopfe nicht, ich bleibe.

In der Volksschule haben wir im Handwerksunterricht Brücken aus Papier gebaut, um anschließend Spielzeugautos darüberfahren zu lassen. Meine Lehrerin wollte demonstrieren, was für ein starkes und widerstandsfähiges Material Papier ist. Sie begann die Stunde damit, unterschiedliche Gegenstände auf ein Blatt Papier zu legen, während sie es in der Luft hielt. Das Papier bog sich, gab nach, und die Gewichte hinterließen deutliche Spuren darauf. Anschließend sollten wir herausfinden, wie wir das Papier falten und zusammenkleben mussten, damit es stabiler wurde. Weil ich nie besonders geschickt in handwerklichen Belangen war, brach meine Brücke in der Entstehungsphase öfter zusammen als die der anderen. Ich hatte Schwierigkeiten damit, mir vorzustellen, wie ich die Papierstreifen falten und miteinander verbinden musste, um eine Brücke zu bauen, die man sicher passieren konnte. Ich musste den Vorgang mehrmals wiederholen, mich mit Mitschüler*innen austauschen und mir ein Beispiel an ihren Brücken nehmen, bis auch meine Papierkonstruktion eine wurde, die etwas halten konnte. Und womöglich ist es so ähnlich, wenn ich aus einem depressiven Schub zurückkommen: Ich traue der Brücke nicht völlig, weil sie zuvor mehrmals unter mir zusammenbrach, sie ist gezeichnet von den Gewichten, die sie beinahe nicht tragen konnte, doch nun gehe ich behutsam, und ich gehe trotzdem, nachdem ich mir eine Übersicht verschafft habe, und ich begreife, dass diesmal der Untergrund standhält.

hart

Ich habe alles auf eine Karte gesetzt, und am Ende habe ich verloren. Das ist das banalste und weitverbreitetste Phänomen unserer Existenz. Wir verlieben uns, manchmal sogar zum selben Zeitpunkt. Es ist ein Lotteriegewinn, wenn sich zwei Menschen am richtigen Ort zur richtigen Zeit begegnen und eine Entscheidung füreinander treffen. Manchmal entsteht daraus etwas, und manchmal geht das auch wieder zu Ende. Das ist das Risiko, das wir eingehen, wenn wir uns dazu entschließen, das gesamte große Leben für jemanden zu öffnen und die Fäden miteinander zu verknüpfen. Was auf das Ende all dessen, dieses Fädenverknüpfens, dieses gemeinsamen Lebens folgt, nennt sich Liebeskummer. Eine so brutale wie überraschende Form des Schmerzes, der beinahe jede*n schon einmal getroffen hat. Doch Liebeskummer wird nicht weniger schlimm, wenn wir ihn schon einmal überstanden haben, im Gegenteil, je ernster und vorangeschrittener die Paarbeziehung, desto schmerzhafter und umfangreicher wird das sogenannte Auseinanderdividieren. Desto mehr überlagern sich die Kontinente unserer Leben.

Wenn sich eine Liebe abwendet, dann wendet sich auch kurzzeitig das Leben ab und wirft alles, wofür man einen Ort und einen Namen wusste, auf die Mülldeponie. Es scheint, als würde der Boden, auf dem man bisher ganz selbstverständlich lief, fehlen. Und plötzlich ist ein Zuhause kein Zuhause mehr, sondern ein gescheiterter Versuch. Plötzlich ist der nächste Vertraute eine fremde Person, und diesen Zustand der Nähe und Fremde in einem Gesicht verortet zu wissen kann unerträglich sein. Die Fremde und Distanz zwischen zwei Menschen, die einst nah waren, ist das Erste, das Einzug hält. Der Körper braucht länger, um die gewohnten Gesten der Intimität abzulegen. So mag es vorkommen, dass man einen Widerspruch erlebt, wenn man der Person gegenübersteht und all die unsichtbaren Barrieren im Raum zwischen einem stehen. All die natürlichen Gesten, die Nähe ausdrücken – Umarmungen, Berührungen, Küsse –, müssen immer wieder von der inneren Stimme gestoppt werden. Es ist wie eine eingeübte Choreografie, die Macht der Gewohnheit.

Ich bin der Meinung, dass es sich lohnt, Beziehungen ohne Angst vor ihrem Ende einzugehen. Ich bin sogar davon überzeugt, dass jeder Tag, an dem wir in voller

Aufrichtigkeit alles auf eine Karte setzen, ein wertvoller Tag ist. Liebe und Beziehung sind Entscheidungen, die wir im besten Fall jeden Morgen aufs Neue treffen. Ich glaube nicht an ein »Für immer«, aber ich glaube an das Hier und Jetzt und daran, dass sich die Gegenwart wie ein Versprechen an die Zukunft anfühlen kann. Ein Versprechen, dessen Einlösung wir nicht einfordern können. Deswegen empfand ich bei meiner letzten Trennung keine Reue. Trotzdem wuchs eine Scham in mir und übermannte mich in den unpassendsten Momenten. Ich schämte mich dafür, verlassen worden zu sein. Das mutete wie eine Schwäche an, als hätte ich ein Spiel verloren. Nur dass das Spiel nicht auf Unterhaltung, sondern auf einer gemeinsamen Zukunft fußte. Es war kaum möglich, sie von mir wegzuschieben, also musste ich einen Weg finden, sie im Gepäck zu verstauen. Was für ein schmerzhafter Prozess, wenn eine Befürchtung kein wunder Punkt mehr ist, sondern eine offene, schwärende Verletzung.

Die Verarbeitung von Liebeskummer trägt ähnliche Züge wie die Verarbeitung von Trauer. Beides geht auf einen meist überraschenden Verlust zurück. Anders als die Trauer ist der Liebeskummer in seiner akuten Phase besonders brutal. Denn es besteht kein Zweifel an der Ablehnung, der Wut oder der Verletzung. Bei Trauer mag man sich von der Welt und dem Leben getroffen fühlen, doch beim Liebeskummer ist es eine

Person, von der man dachte, sie würde eine*n vor all diesen Dingen beschützen. Und plötzlich ist man allen Witterungen schutzlos ausgesetzt. Was folgt, ist die Anstrengung, das Zerreißen, was folgt, ist das Trennen.

Ich habe eine unvollständige Liste an Dingen gesammelt, die – wie ich finde – helfen, die Zeit des akuten Liebeskummers zu überstehen.

rough guide through heartbreak

Weinen, bis die Lider brennen, sich mit den Albträumen arrangieren, ein bis zwei Notizbücher vollschreiben, mit all den Dingen, die man nicht mehr in den Raum sagen kann oder zu der Person, die man liebt. Kissensprays, Badekugeln, Wärmflaschen – eine Sammlung an Wärme, die den kalten Körper vor Unterkühlung bewahren soll. Eine Form der Betäubung finden, ob das Tanzen, Laufen oder Trinken ist. Dabei sollte es sich um eine kurzzeitige Bedarfsmedikation handeln, denn eine Gewöhnung kann nach dem Kummer nur umso mehr Schwierigkeiten hinterlassen. Die Härte vermeiden, den Stolz vergessen, Geschichten erzählen, Geschichten wiederholen und Geschichten gehen lassen. Sprechen und nicht sprechen und Anrufe entgegennehmen und Angebote ablehnen. Unentschieden bleiben, Mahlzeiten einnehmen, ohne ihrem Genuss nahezukommen, doch den Alltag mimen und sich einer Struktur nähern. Sich wiederholen und die Distanz erweitern. Mindestens vier Bücher querlesen auf der Suche nach Antworten. Antworten in Büchern finden, die man zu einem früheren Zeitpunkt gelesen hat, als man noch nicht wusste, dass darin eine Antwort enthalten ist.

Am Boden sitzen oder liegen, die Füße hochlagern und einschlafen lassen, Dinge von A nach B räumen, Orte für Dinge finden, die keinen Platz mehr haben. Das Badezimmer putzen. Der Empathie und Wertschätzung Raum zugestehen, sich verletzlich zeigen und weich bleiben. Sich Illusionen hingeben, den Konjunktiv beugen, jedes Level an »was wäre, wenn« durchspielen und zum selben Ergebnis kommen. Mindestens eine große Pflanze kaufen und sie pflegen. Etwas halten: Arme, Tassen, sich selbst. Verstehen, dass die Geschichte zweier Menschen nicht mehr nur eine Wahrheit besitzt, sondern sich gespalten hat und nun auf unterschiedliche Art und Weise erzählt wird. Den Blick abwenden, Lippenstift tragen, die Haare waschen und liegen bleiben. Sich bewegen, so langsam oder schnell es eben möglich ist. Zurückgelegte Strecken bemerken und anerkennen. Kräfte einteilen. In Supermärkten verloren gehen, vergessen, was man einkaufen wollte, in Bars, in umliegenden Gassen und den Weg nach Hause trotzdem finden. Zuhause sagen und begreifen, dass das jetzt etwas anderes bedeutet. Zuhause für eine Zeit lang aus dem Wortschatz ausklammern. Verbündete finden, Leidensgenossenschaften gründen. Sich erkennen, in der Banalität und Alltäglichkeit der Dinge. Eine Mütze tragen, diese Playlist voller Break-up-Songs zusammenstellen und den Abschied geschehen lassen. Große Gesten in kleine Momente übersetzen. Und irgendwann die Verletzung sich schließen lassen.

In der Liebe und im Kummer ist niemand erwachsen, es gibt keine Regeln, nichts, woran wir uns halten müssen im Angesicht einer überwältigenden Situation wie der, ein Gefühl von Verbundenheit aufzulösen. Der Raum hält, und der Boden trägt, und er ist weit genug für das gesamte, facettenreiche Leben und seine absurden Gefühle.

Ich habe nie daran gezweifelt, wie echt und hart, wie roh und unfair ein einziger Satz über ein Ende klingen kann. Gleichzeitig hatte ich nie Zweifel daran, dass die Menschen, die mich einmal berührten, die in meine Welt stolperten und sich in ihrer Mitte niederließen, gute Menschen sind. Das möchte ich mir bei all den Abschieden stets bewahren: die Fähigkeit und das Bemühen darum, Vergangenes nicht in Verbitterung zu färben. Denn bis zu einem gewissen Zeitpunkt war es wahr und gut und meine Entscheidung.

Was bleibt? Was übrig bleibt, wenn man Ewigkeiten in Tagen überwindet, ist die leise, fast verstummende Sicherheit, dass die Größe der Wunde eine Erinnerung an eine Liebe wird. Eine Liebe, die irgendwann echt und irgendwann verwässert war. Wir machen uns angreifbar, wenn wir unsere Schutzmauern niederreißen, doch im Wesentlichen ist es unumgänglich. Es ist ein Risiko, und wir können dabei scheitern. Vielleicht können wir dem Schmerz nicht entgehen, er ist immer im Spektrum der Möglichkeiten enthalten. Der Schmerz ist immer eine reale Option, wenn wir uns auf einen anderen Menschen einlassen. Und am Ende werden dieser Körper und dieses Leben das, als was sie immer gedacht waren: die Summe aller Berührungen. Was bleiben muss, ist die Abwesenheit von Reue oder Schärfe. Wir geben, was wir zu geben in der Lage sind, und manchmal reicht es nicht aus. Doch irgendwann werden wir wieder an einer Abzweigung stehen und uns trotzdem wieder auf das Glücksspiel einlassen.

spiegelnd

Vor jeder wichtigen Entscheidung sind zwei Fragen zu stellen: Was ist das Schlimmste, das passieren kann? Und: Kann ich das ertragen? In den allermeisten Fällen lautet die Antwort auf die zweite Frage Ja. Das Spektrum an möglichen Katastrophen, die wahrhaftig unerträglich sind, ist minimal. Das weiß ich nach fast dreißig Jahren auf dieser Welt und einer Geschichte voller Narben. Dass vieles dennoch höchst unangenehm ist und sich zu vermeiden lohnt, steht auf einem anderen Blatt.

Die Türe in die eigene, persönliche Welt zu öffnen ist weder eine Heldentat noch ist es etwas Verwerfliches. Ich habe diesen Weg anfangs aus Mangel an Alternativen, später ganz bewusst gewählt, mit all seinen Stolpersteinen, Kehrseiten und Vorzügen. Ich habe für mich eine Möglichkeit gefunden, meine Stimme zu nutzen. Eine Stimme, die für jeden und jede unterschiedliche Ausprägungen annehmen kann. Ich unterscheide mich kaum von anderen Kunstschaffenden, von jenen, die eine Bühne für ihre Gedanken und inneren Vorgänge suchen, außer vielleicht in einem Punkt: Ich verringere die Distanz zwischen mir und meinen Werken. Mein Werk ist das Private, das Ungeschönte. Die vergangenen Jahre haben mir gezeigt, dass es sich richtig anfühlt, meinen inneren Impulsen zu folgen. Neben der heilsamen Wirkung, die das lautstarke Bestehen auf einer eigenen Daseinsberechtigung hat, erfahre ich Zuspruch in den verschiedensten Bereichen meines Lebens. Radikale Offenheit zu zeigen bedeutet, das eigene Wertesystem zu hinterfragen, es auf den Kopf zu stellen, Worte wie gut und schlecht, stark und schwach, richtig und falsch aus dem Vokabular zu streichen und dafür neue Begrifflichkeiten zu finden. Begrifflichkeiten, die frei von Wertung sind.

Wir alle können etwas zu einem wertfreieren und offeneren Umgang miteinander beitragen, indem wir Menschen zugestehen, dass sie Expert*innen für sich selbst sind. Ich bin nur eines von vielen Beispielen dafür, dass die Begegnung auf einer ehrlichen Basis etwas Entwaffnendes und Zartes mit sich bringt. Sie macht uns weich und ermöglicht die schönen Dinge im Leben wie Nähe, Liebe, Freundschaft und Zusammenhalt. Sie reduziert die Barrieren, die die seit Jahrhunderten vorherrschenden Gepflogenheiten aufgebaut und verfestigt haben. Die Begegnung ist das Wahre, in ihr liegt der Kern der Berührung, der Weiterentwicklung. An Begegnungen können wir wachsen, uns fort- und hinbewegen. An Begegnungen können wir scheitern, sie spiegeln uns unsere tiefsten Ängste und unsere größten Stärken, im Dialog wird ein wahrhaftiger Anteil von uns sichtbar.

Als mein Partner plötzlich verstarb, habe ich mir das Versprechen abgerungen, nichts mehr ungesagt zu lassen. Sei es noch so unbequem, gefährlich oder gar unangebracht, ich würde die Worte dort platzieren, wo ich sie insgeheim schon lange vermutete. Seither nutze ich jede Gelegenheit, Menschen zu sagen, was sie mir bedeuten, und vertrete meine Meinungen und Ansichten lautstark. Ich habe mir geschworen, mit meinen Wahrheiten und meinem Blick auf die Welt nicht mehr hinterm Berg zu halten. Manchmal ist das nicht erwünscht, und ich ernte Irritation und fragende Blicke. Manchmal führt das sogar dazu, dass Menschen gekränkt oder erzürnt reagieren. Zum Beispiel wenn ich eine intime Nacht mit einem Mann verbringe und ihm aus meinem Leben erzähle, mit Vorliebe und Nachdruck unausgesprochene Regeln der Distanz breche. Ich möchte diese Welt begreifen, und in der Konsequenz muss ich mich ihr begreiflich machen. Nach einigen Jahren, in denen ich versucht habe, immer die direkte Verbindung zwischen Gedanken, Emotion und Sprache aufrechtzuerhalten, kann ich mittlerweile besser damit umgehen, wenn Begegnungen, Beziehungen oder Freundschaften daran zerbrechen. Was nicht bedeutet, dass ich der Stille keinen Platz zugestehe. Wie viele andere halte auch ich gemeinsames Schweigen für ein hohes Gut und Zeichen von Intimität, doch in meinem Wertesystem ist die Stille eine Umarmung in einem Raum, in dem alles klar ist. Wohingegen Schweigen oftmals missbraucht wird, um andere im Unklaren zu lassen. Und Unklarheit ist eines der Dinge im Leben, die ich kaum ertragen kann.

Ich bin eine schlechte Lügnerin. Natürlich habe ich mir in der Vergangenheit zu notwendigen Anlässen einige Geschichten und Phrasen zurechtgelegt, die hier und da zum Einsatz kamen, allerdings scheiterte die Ausführung zumeist dann, wenn ich meine Lüge persönlich vortragen musste. Digitale Kommunikationswege waren eine willkommene Brücke, um unangenehme Wahrheiten oder meine Unlust in eine Lüge zu verpacken. Weil ich allerdings so schlecht darin bin, konsequent zu lügen, hat mir meine Mutter schon als Kind eingebläut, dass die Wahrheit in den allermeisten Fällen der einfachere Weg ist. So fiel es mir nicht schwer, mein Versprechen mit einem Grundsatz aus meiner Kindheit zu verknüpfen. Diese Haltung führt nicht selten dazu, dass Menschen den Eindruck gewinnen, ich könnte »zu viel« sein. Doch was bedeutet »zu viel« eigentlich? Wie kann ein Mensch in einer Welt »zu viel«

sein, die im Grunde nur durch unsere eigene Gestaltung zu ihrer Ordnung und ihren Regeln kommt? Wenn man es so betrachtet, dann sind viele Punkte, die Menschen wie mir das Gefühl geben, nicht richtig zu sein, verhandelbar.

Es ist nicht das »Wieso?« der Offenheit, das essenziell ist, es ist das »Wieso eigentlich nicht?«. Jeder Mensch hat das Recht, einen eigenen Umgang mit den Dingen zu finden, die ihm oder ihr widerfahren, solange andere dadurch keinen Schaden nehmen. Das Leben stellt uns ohnehin vor genügend Herausforderungen, da sollte zumindest die Form, in der wir sie bewältigen wollen, frei wählbar sein. Offenheit ist eine mögliche Variante. Sie schafft Räume für Freiheit – Freiheit von Bewertung, die in unserer Gesellschaft ununterbrochen stattfindet, Freiheit von Ratschlägen und Das-war-aber-immer-so-Phrasen.

Ich nehme mit Anlauf Abstand von dem Schwarz-Weiß-Denken, mit dem ich in einer Gesellschaft aufgewachsen bin, die oft nur die beiden Extreme »gut« oder »schlecht« zulässt. In einer Gesellschaft, die es nur auf Leistungsfähigkeit und die Erfüllung eines scheinbar selbstverständlichen Standards abgesehen hat. Die Wahrheit liegt wie so oft im Dazwischen. Offenheit zeigt sich in kleinen Gesten, in Zugeständnissen für andere, in der Möglichkeit, sich nicht vor der Vielfalt zu verschließen. Natürlich können wir uns nicht gänzlich frei machen vom Beurteilen und Bewerten, denn die Werte, an die wir uns als junge Wesen anpassen, schreiben sich tief in unser Verhalten ein. Dennoch kann man den eigenen Horizont erweitern und neue Perspektiven zulassen, wenn man sich dafür entscheidet, die eigene Erzählung von Wahrheit zu öffnen und um die anderer zu erweitern. Wann immer ich mit jemandem konfrontiert bin, dessen Handeln und Haltung mich irritiert, versuche ich den ersten Impuls der Ablehnung durch eine kindliche Neugierde zu ersetzen. Es ist spannend, was für Erklärungsmodelle und Geschichten zutage treten, wenn man Menschen danach fragt, wieso sie einen bestimmten Weg für sich gewählt haben. Ich halte die meisten Menschen für mündig und betrachte sie als Expert*innen ihrer Lebensrealität. Das führt dazu, dass ich neben einer respektvollen Haltung auch die Möglichkeit in mir finde, mit Widersprüchen und mir nicht nachvollziehbaren Entscheidungen zu leben – solange sie nicht auf Kosten anderer gehen.

Genauso wenig wie an ein starres Richtig oder Falsch, Gut oder Schlecht glaube ich an ausgleichende Gerechtigkeit. Ich glaube nicht daran, dass etwas weniger wiegt, weil man es lange getragen hat. Das ist ein naiver Trugschluss, wenngleich unsere Physik dazu konzipiert ist, uns an Umstände zu gewöhnen, seien sie auch noch so unbequem. Ich glaube nicht an Karma und schon gar nicht daran, dass harte Arbeit sich immer lohnt. Ich glaube nicht, dass jede*r seines oder ihres Glücks Schmied ist, weil das voraussetzen würde, dass eine Chancengleichheit besteht, die de facto fehlt. Im Gegenteil. Die meisten Dinge, die uns formen, sind uns ohne unser Zutun widerfahren. Wir sind in sie hineingeboren oder haben uns an einem Abend spontan entschieden, einen anderen Nachhauseweg zu wählen. Und hat die Art und Weise, wie wir unsere Erlebnisse sammeln, einen passiven Charakter, liegt es letztlich an uns, wie wir die Dinge einordnen.

Wovon ich hingegen überzeugt bin, ist das Bleiben, das Aussitzen. Das immer wieder Anbieten und Kontinuität beweisen. Die eigene Bedeutung auszubauen, zu entwickeln und zu definieren. Sich Orte der Wärme und Orte der Sicherheit zu schaffen und sich mit einem Umfeld zu umgeben, das erkennt und anerkennt. Ich stelle mir vor, mein Leben wäre eine dehnbare Materie, wie ein breites Gummiband oder der Stoff, aus dem Trampolins sind. Und wenn man lange genug an einem Punkt Gewicht ablegt, sich selbst ablegt, dehnt sich der Stoff aus. Das bedeutet es letztlich, ein Stück Leben für sich abzustecken, einen Weg, der nur einem selbst gehört. Ich glaube daran, dass wir uns Fähigkeiten zu eigen machen, dass wir durch Vertrauen lernen, dass wir durch Übung zwar keine Meister*innen werden, aber Mitspracherecht erhalten. Ich bin kein fleißiger

Mensch, kein besonders ehrgeiziges Beispiel unserer Gesellschaft. Ich schöpfe mein Potenzial nicht aus, vielleicht auch aus Angst davor, zu bald an die Decke meiner Möglichkeiten zu stoßen. Und dennoch: In meinem Agieren, in meiner Beständigkeit begegnen mir Menschen, eröffnen sich Gelegenheiten, die ich nicht für wahr gehalten hätte. Manche würden das Erfolg nennen. Ich nenne es Sitzfleisch.

So habe ich meine Flächen abgesteckt und bespiele sie seitdem im realen wie im digitalen Raum. Doch ein Leben unter vielen Beobachter*innen löst oftmals auch Neidgefühle aus. Digitale Teilrealitäten auf unseren Bildschirmen fungieren als ein Brennglas auf die besonders herauszustreichenden Schönheiten in unserem Leben. Es ist wenig verwunderlich, dass diese unverhältnismäßige Darstellung bei Zuseher*innen einen Mangel nährt. Wenn wir uns stetig damit konfrontieren, was bei allen anderen scheinbar besser, schöner oder satter ist, wird uns ein Gefühl der Unzulänglichkeit erreichen. Das ist in meinen Augen ein ungesunder Effekt von sozialen Medien. Wie bereits erwähnt, fällt es uns leichter, in der Abwertung statt in Akzeptanz zu leben. Ich kenne den Neid selbst zu gut, denn auch ich habe von Zeit zu Zeit nach links und rechts gesehen und mich gefragt, wieso es andere vermeintlich leichter hatten als ich. Mehr als ein Drittel meines Lebens fühlte ich mich anderen Gegenüber im Nachteil, und dieses Gefühl der Benachteiligung ist der beste Nährboden für Eifersucht. Also habe ich viele Gründe dafür gefunden, die Verantwortung für meine Anstrengungen an Menschen auszulagern, die sich nicht mit ihnen konfrontiert sahen. Ohne ihr Zutun wurden sie zu Platzhalter*innen einer Sehnsucht. Vor allem während meiner Studienzeit war der Neid sehr laut, wenn ich morgens um sieben Uhr das Haus verließ, um zur Arbeit zu gehen, und abends um zweiundzwanzig Uhr müde von der Fachhochschule nach Hause kam, während viele in meinem Alter keinen Gedanken daran verschwenden mussten, wie sie die Miete bezahlen oder den Lebensmitteleinkauf bewältigen sollten. Ich dagegen hatte kaum Gelegenheit, ein sorgloses Student*innenleben zu führen. Doch ebenso gut könnte man sagen, dass ich das große Privileg hatte, in der Lage zu sein, die Bildungsschicht, in die ich hineingeboren wurde, zu überwinden. Es ist verkürzt und zu einfach, den Blick auf all jene zu richten, die mit geringerem Widerstand vorankommen, statt Diskussionen auf einer politischen Ebene zu führen und sich zu fragen: Wieso bleiben eigentlich so viele auf der Strecke? Statt die Energie, die sich in Wut und Enttäuschung äußert, zu einer Systemkritik zu kanalisieren, die im Kollektiv tatsächlich Veränderungen möglich machen könnte. Doch lieber ziehen wir unsere Kreise eng, blicken herablassend auf den Vorgarten des Nachbarn, dessen

Baum seine Zweige über den Gartenzaun hängen lässt und einen Schatten auf unseren Rasen wirft.

Vor wenigen Wochen schickte mir eine Freundin den Screenshot einer Nachricht, die sie als Reaktion auf einen gut bezahlten Auftrag bekommen hatte. Eine Leserin ihrer Arbeit war erbost und enttäuscht darüber, dass sie sich »für so etwas« verkaufe und sich dadurch bereichere. Jene Freundin arbeitet seit Jahren an vorderster Front verschiedenster sozialer Brennpunkte, um Ungleichheiten und Benachteiligungen aufzuzeigen und jenen eine Stimme zu geben, denen sie in der breiten Wahrnehmung verwehrt bleibt. Dass sie ihr Einkommen nicht ausschließlich aus Bildungsarbeit und Aufklärung bezieht, schien mit einem Mal alles davor zu relativieren. Meine Freundin schrieb mir sichtlich betroffen: »Aber warum gönnt sie's mir nicht?«, und über diesen Satz habe ich lange nachgedacht. Ich habe darüber nachgedacht, was sinnstiftende und wertvolle Arbeit ist und wieso sie in Relation zu anderen Berufsfeldern nicht annähernd so entlohnt wird, dass man davon ein sorgenfreies und materiell abgesichertes Leben führen könnte. Ich habe mich gefragt, ob es verwerflich ist, Chancen zu ergreifen, die einer ein Vorankommen und einen Wohlstand ermöglichen, der letztendlich dazu dient, Sorgen und Ängsten vorzubeugen und sich vor ihnen zu schützen. Und ich habe mich gefragt, warum uns die Fähigkeit abhandengekommen ist, uns für andere Menschen zu freuen und ihnen ein Stück Erleichterung auf ihrem Lebensweg zu gönnen. Die Wahrheit ist: Wir wissen nicht, womit andere zu kämpfen haben. Die Menschen und ihre inneren Kämpfe sind so individuell und vielfältig, dass es unmöglich ist, zu erahnen, was es gebraucht hat, um an den jeweiligen Punkt zu kommen, an dem sie sich befinden. Doch selbst wenn es im Vergleich zu anderen Biografien vermeintlich wenig Widerstand gab, sollten wir uns fragen, was für ein verqueres Gesellschaftssystem wir mit einem Denken stützen, das Glück derart eng an Leistung koppelt. Möchten wir in einer Welt leben, in der diejenigen, die trotz Höchstleistungen kein Glück haben, verzweifeln, und diejenigen, die wenig leisten und glücklich sind, Schuldgefühle haben müssen? Denn in unserer gegenwärtigen Gesellschaft sind Glück und Erfolg weder fair noch gleich verteilt. Ebenso wenig, wie sich die Freiheit von existenziellen Sorgen an irgendwelchen Kausalitäten festmachen lässt. All die naiven Erzählungen von harter Arbeit und Ehrgeiz nähren die Illusion, Erfolg wäre für jede*n möglich. Und das ist schlicht und ergreifend nicht wahr. Es reicht schon lange nicht mehr aus, strebsam und engagiert zu sein, außerdem wird dabei völlig außer Acht gelassen, wie zutiefst ableistisch die Idee davon ist, Erfolg an Leistung zu koppeln. Viele werden aufgrund ihrer kognitiven Kapazitäten oder emotionalen Beschaffenheit nicht in der Lage sein, mit genormten Strukturen mitzuhalten.

Auch ich bin längst nicht mehr die um ihre materielle Existenz strampelnde Studentin von damals. Meine Herkunft und der Übergang in eine andere Schicht haben mich geprägt, doch meine damalige Realität hat wenig mit dem zu tun, wie ich heute lebe. Habe ich hart dafür gearbeitet? Ja, aber an einigen Stellen hatte ich auch schlicht und ergreifend Glück. Ich habe mein heutiges Leben nicht verdient, weil ich dafür gelitten habe, ich bin der tiefen Überzeugung, dass jeder Mensch ein gutes Leben verdient hat, unabhängig davon, was er oder sie leistet. Denn ebendieser Leistungsgedanke ist es, der unsere Gesellschaft mit breiten Gräben durchzieht. Heute wissen wir, dass Herkunft, Bildungschancen, Privilegien und Geschlechteridentität einen weitaus größeren Einfluss darauf haben, wie vermeintlich einfach ein Leben verlaufen kann. Und dabei sind mögliche biografische Einschnitte wie zum Beispiel psychische und physische Erkrankungen, die jenseits unserer Kontrolle liegen, noch gar nicht mit bedacht.

Der Neid drückt ein Bedürfnis aus, aus den eigenen Belastungen und Benachteiligungen auszubrechen, er ist ein Symptom eines kapitalistischen Systems, das nach unten schlägt, statt die Strukturen zu hinterfragen. Auch ich kann mich nicht gänzlich von ihm befreien, doch wann immer es mir möglich ist, versuche ich meinen Neid durch Anerkennung und Wertschätzung zu ersetzen. Denn anstatt jemandem Missgunst entgegenzubringen, möchte ich mich freuen, dass er oder sie nicht durch den Schlamm waten muss, um ein wenig Freude, Leichtigkeit und Freiheit zu genießen.

Am Ende des Tages sind es wieder Empathie und ein kollektiver Rückhalt, der uns menschlicher macht und uns hilft, uns gegenseitig zu unterstützen. Zusammen ist es uns viel eher möglich, politische und systemische Missstände zu bekämpfen und zu verändern. Wären wir weniger damit beschäftig, missgünstig auf das Leben der anderen zu blicken, wären wir nicht indoktriniert von Konkurrenzgedanken und der Gewissheit, dass nie etwas ausreichen wird, bestünde die Möglichkeit, aus freien Stücken solidarisch und großzügig zu leben. In Gemeinschaft statt nur in Gesellschaft.

Aus meiner Erfahrung kann ich berichten, dass es die Angst lindert, sich der schonungslosen Authentizität auszusetzen. Es beinhaltet lebenslanges Lernen, sich in dieser Welt zu verorten, eine Stimme zu finden und den Grad der Darstellung nach außen zu adjustieren. In einem gewissen Maß spielen wir alle wechselnde Rollen in unterschiedlichsten Kontexten, keine davon macht uns weniger wahr. Es ist die Summe aller Erlebnisse, die uns an Entscheidungen heranführt und für eine Abzweigung nach der anderen spricht. Die kurze Zeit, die uns bleibt, von der wir nie wissen, wann sie tatsächlich endet, sind wir angehalten, das Beste aus uns herauszuholen. Damit meine ich nicht Leistung und messbare Erfolge, ich meine damit, so nah an sich selbst heranzurücken wie nur möglich. Das kann bedeuten, dass man sich Tage zugesteht, an denen nichts passiert, außer dass der Staub durch die Luft wirbelt. Das kann bedeuten, dass man eine Erkenntnis mit anderen teilt oder beschließt, etwas nicht mehr zu tun.

Mein Leben hat sich an vielen Punkten schlagartig verändert. Die Erfahrungen, die ich gemacht habe, haben mir gezeigt, wie unvorhersehbar der nächste Moment ist. Ich habe keine meiner Entscheidungen bereut, würde nicht zurückkehren an die Orte, die ich verlassen habe. Meinen Umgang mit Herausforderungen hat mir niemand vorgelebt, ich habe ihn in mir selbst gefunden und entwickelt. Ich habe den Umgang mit meinem Werkzeug gelernt, in Therapien, in der Art und Weise, wie ich aufgewachsen bin, und nicht zuletzt in der digitalen Welt. Trotz aller Niederlagen trage ich die naive Hoffnung in mir, dass wir in der Lage sind, uns selbst zu begreifen und dadurch anderen Spielraum zuzugestehen. Der Weg dahin ist unbequem, er ist mit Konfrontation und Reflexion verbunden. Auf jeden Fall jedoch ist es ein Weg, der sich lohnt, weil er uns befreit.

Offenheit ist eine Art Freiheit, die ich mir mittlerweile zugestehe und anderen Menschen wünsche. Sie befreit von gesellschaftlichen Zwängen, vorgelebten Mustern und der Annahme, einer Idee hinterherjagen zu müssen, die vielleicht in der Form gar nicht existiert. Offenheit bietet die Möglichkeit, der Vielfalt eine neue Definition hinzuzufügen, um dadurch die vorgefertigten Perspektiven zu erweitern.

Das Risiko, das ich mit meiner Offenheit eingehe, ist hoch, ich mache mich maximal verletzlich, biete mein gesamtes Dasein als Angriffsfläche. Doch welcher Angriff ist niederschmetternd, wenn ich mich richtig und sicher fühle in dem, was ich tue? Im Leben werden einem viele gut gemeinte Ratschläge begegnen, die im Grunde mehr Schlag als Rat beinhalten. Obwohl ich mir zeitweise zu viele Gedanken über die Meinung anderer Menschen mache, ist es mir inzwischen möglich, mich trotzdem zu exponieren. Das tue ich, weil der positive Effekt den negativen Beigeschmack bei Weitem überwiegt. Denn heute weiß ich, dass meine Stimme Gewicht und die Kraft hat, auch andere zu tragen, wenn sie ratlos sind.

Ich bin durch meine Offenheit nicht herausragend, sondern bloß anders gestrickt. Ich habe mich mir selbst und dabei anderen anhand meiner Wunden, der Summe meiner Narben, der Fläche meiner Haut erklärt. Ich habe einen Blick hinzugefügt, die Perspektive erweitert, ein Schicksal beschrieben und dadurch einzelne Diskursräume geöffnet, in denen man verweilen, sich erkennen oder den Kopf schütteln kann. Es mag eine ungewöhnliche Methode sein, sich der Welt zu stellen, mit allen Schwächen, Rückschlägen und vermeintlich hässlichen Anteilen. Dennoch ist es eine mögliche Art, dem Außen zu begegnen. Ich habe die bewusste Entscheidung getroffen, diesen Weg zu gehen. Mich auf diese Weise zu zeigen und ein Ansichtsexemplar zu erschaffen. Ich habe mir eine Realität geschaffen, in der ich mich wohlfühle. Ich bin endlich angekommen, nach einer langen Reise, in dem Verständnis eines Lebens, das mit mir räsoniert.

In meinem Wohnzimmer hängt eine Kunstdruck-Reihe von Julia Skopnik an der Wand. Darauf sind schemenhafte Gestalten am Horizont zu erkennen. Es sind Auszüge aus einem Notizbuch, gescannt und zu einem Druck verarbeitet. Sie sind in Beige, Schwarz und Braun gehalten. Auf einem der Bilder steht in Handschrift: »Die Frage bist Du.« Auf dem nächsten Druck, der den Horizont vertikal in einzelne Streifen teilt: »105: die Antwort auch.« Über die Jahre hinweg hat mich dieses Bild beschäftigt. Ich sah es zum ersten Mal online, auf einer der Blog-Plattformen, auf denen auch Julia Skopnik ihre Kunst teilte. Mein Blick verfing sich, und ich trug diese Bilderreihe immer in Gedanken bei mir. Dabei hatte ich oft eine Person im Kopf, meistens war es eine romantische Idee. Ich habe jemanden als Antwort betitelt, habe mir herbeigesehnt, die Frage mit einem Namen füllen zu können. Das Bild war stets ein Platzhalter meiner Sehnsucht. Sehnsucht nach etwas, das ich nicht benennen konnte, das ich immer wieder in anderen Dingen und Menschen gesucht habe, aber nicht fand. Im Herbst 2016 läutete es an der Tür, der Postbote überreichte mir ein Paket, es waren die besagten Drucke, die mich all die Jahre digital begleitet hatten. Ein Geschenk der Künstlerin an mich.

Wenn ich diese Bilder, die heute an meiner Wand hängen, betrachte, betrachte ich mich selbst. Ich denke: Ich bin die Frage – und die Antwort auch.

samtig

Die Frage, die mir mitunter am häufigsten gestellt wird, ist die Frage nach dem Wie. Wie weitermachen? Wie sich immer wieder aufrichten? Wie die dunklen Tage in die Palette des Lichts integrieren? Ich glaube, eine Antwort kann sein: die Freund*innenschaft. Auf Zwischenmenschlichkeit zu setzen ist das, was uns über Wasser hält und halten wird. Ein Auftrieb auf offener See. Oder was uns in die Mitte rückt, wenn die Welt sich zu schnell dreht. Sich zu öffnen, zu investieren, zuzuhören und zuzulassen, dass uns jemand nahetritt und wichtig wird. Das sind die Momente, die ausschlaggebend werden, wenn sich etwas querlegt, wenn sich hässliche Dinge stauen und das Voranschreiten blockieren. Weil das die Basis dafür bildet, dass einem*r jemand einfällt, die/den man um Hilfe bitten kann. Bei den Aufräumarbeiten, dabei, den Weg wieder frei zu machen. Und diese Bereitschaft, Berührung zuzulassen und Verantwortung einzugehen, die Zustimmung, Bande zu knüpfen, die über eine laue Sommernacht hinweg bestehen, bedeutet auch für mich: Wenn die Hütte brennt, bin ich zur Stelle. Sie bildet die Grundlage dafür, dass wir Krisen überdauern. Dass wir uns aufeinander verlassen können. Rücken wir doch in der Schönheit des Moments ganz nah aneinander und legen wir die Erinnerung an diese Nähe ab, damit sie bei Bedarf abrufbar ist! Denn wenn Plan A scheitert, bleibt eine Gemeinschaft an Menschen, denen fünfundzwanzig andere Buchstaben einfallen. Das ist die wertvollste Währung. Das ist eine Investition in ein Leben, das ich führen möchte. Der Maßstab, der mein Tun bestimmt. Das ist, was mit und von uns bleibt.

Wenn ich über Beziehungen nachdenke, schreibe, mich in ihnen bewege, dann sind es oft die Freundschaften, die in mir viele Fragen auslösen, mir Gründe geben, mich zu wundern, oder mir weitreichende Erkenntnisse bieten. Ich glaube, Freundschaften sind in ihrer Bedeutung häufig unterschätzt und unterrepräsentiert, nicht zuletzt, weil wir sie zu oft für selbstverständlich halten. Aber was ist es, das eine Freundschaft so besonders macht? Was kann oder muss sie gar leisten? Wie eng dürfen uns die Arme einer platonischen Liebe umschließen, und an welcher Stufe hat man den Plafond erreicht?

Für mich standen Freundschaften stets im Vordergrund. Ich bin ohne Geschwister aufgewachsen, daher musste und konnte ich mich über lange Strecken durch meine Freundschaften identifizieren und Selbstsicherheit finden. Es war mir wichtig, in jemandes Leben an erster Stelle zu stehen, und nichts lag näher, als dieses Bedürfnis in der klassischen »Besten Freund*innenschaft« auszuleben. Doch schon im Teenageralter habe ich bemerkt, dass manchen diese Nähe zu eng wurde. Nicht jede*r hatte dasselbe Bedürfnis wie ich: deckungsgleich mit einem anderen Menschen zu verschmelzen.

Ich bin oft umgezogen, habe Schulen gewechselt. In meinem Leben kam ein Freundeskreis nicht durch geografische Zugehörigkeit zustande. Viel eher hatte ich den Eindruck, dass ich mir die Menschen einzeln aus der Menge klauben und passend arrangieren musste. Die Gestaltung meiner Freundeskreise war eine Mammutaufgabe. Und so kam es auch, dass in meinem Leben viele Freund*innen ein und aus gingen. Erst viel später, im Alter von etwa Mitte zwanzig, habe ich begriffen, dass es auch in der Freundschaft oftmals einen abgesteckten Zeitraum gibt – einen Beginn und ein Ablaufdatum, wenn man so will. Manche Gruppen oder Freunde werden für gewisse Lebensabschnitte da sein, die Bedürfnisse und Ansprüche dieser Zeit erfüllen, und später, wenn sich die Lebensumstände ändern, durch andere abgelöst. Und dann gibt es einzelne Personen, die man über all die Jahre bei sich trägt. In meinem Fall sind das einige wenige Menschen, mit denen ich zum Teil aber auch eine Liebe aus der Distanz pflege.

Wenn man über Freundschaften nachdenkt, wird man also schnell zu dem Schluss kommen, dass sie in den unterschiedlichsten Ausführungen und Intensitäten vorkommen. Man wird bemerken, dass sie aus verschiedensten Gründen überhaupt erst entstanden sind und ebenso auch wieder enden. Und es wird sich herausstellen, dass wir es in Freundschaften mehr denn in allen anderen Beziehungen schaffen, sehr individuelle Konstruktionen für uns zu finden. Und trotz ihrer Unscheinbarkeit erlangen sie nach meinem Empfinden in der gesamtgesellschaftlichen Wahrnehmung nach und nach einen höheren Stellenwert. Romantische Beziehungen werden vielfältiger und offener gedacht. All die Lust, Liebe und Zuneigung, die in uns steckt, findet nicht mehr ausschließlich zwischen Partner*innen statt, sondern wird auf mehrere und erweiterte Beziehungsmodelle aufgeteilt. Es findet ein Wandel statt, weg von dem Anspruch, sämtliche Bedürfnisse und Persönlichkeitsaspekte an eine (meist romantische) Beziehung zu koppeln.

Während der ersten beiden Coronapandemiejahre 2020 bis 2022 wurden viele zwischenmenschliche Beziehungen auf die Probe gestellt, auch unsere Freundschaften. Menschen, mit denen wir nicht in einem Haushalt lebten, konnten wir wochenlang oft nur über einen Bildschirm sehen oder zu einem dürftigen Spaziergang treffen. Alltägliche Aktivitäten, die wir sonst mit Freund*innen teilten, waren eingeschränkt oder ausgesetzt, sodass auch ein wesentlicher Treibstoff einer jeden Beziehung – nämlich das gemeinsame Erleben – fehlte. Das führte dazu, dass wir heute Freundschaften anders betrachten. Dazu gehört unter anderem die Entscheidung zur aktiven Teilnahme am Leben der anderen. Das mag in Form von ehrlicher Nachfrage oder sogenanntem »einchecken« sein. »Einchecken« verwenden wir in meinem Umfeld als ein wertfreies, offenes Interesse, es ist mehr als ein »Wie geht es dir«, es beinhaltet eher ein »Wo stehst du gerade, womit bist du konfrontiert, was beschäftigt dich?«. Doch verlangen wir womöglich zu viel von unseren Freundschaften, wenn wir erwarten, dass sie jede Krise überdauern, gar einer Pandemie standhalten? Wo liegen die Grenzen einer Freundschaft, und was muss sie ertragen?

Freundschaften spiegeln einzelne Aspekte unserer eigenen Persönlichkeit wider. Während in romantischen Beziehungen oft die Idee vorherrscht, eine einzelne Person müsste sämtliche Bedürfnisse abdecken, wissen wir in platonischen Beziehungen mittlerweile ganz gut: Mit der einen Freundin gehe ich klettern, mit dem anderen Freund auf Konzerte. Doch wie jede gesunde Beziehung braucht auch eine Freundschaft Kommunikation, Initiative und Aktion. Was erst mal banal und logisch klingt, wird in der Praxis selten umgesetzt. Tatsächlich erlebe ich häufig, dass Freundschaften daran scheitern, dass nicht klar oder ausreichend ausgesprochen wird, welche Erwartungen, Wünsche und Bedürfnisse man an die jeweils andere Person richtet. Eine unsichtbare Barriere scheint es zu verhindern, Beziehungsgespräche mit unseren Freund*innen zu führen, um zu klären, was wir brauchen, einen gemeinsamen Weg zu finden und sicherzugehen, dass die Beziehung nicht nur auf Gewohnheit beruht, sondern auch eine stabile gemeinsame Basis für die Zukunft bietet.

Das beantwortet auch die Frage, was eine Freundschaft leisten kann. Sie kann alles und im nächsten Moment nichts. Denn solange wir bewusst wählen, uns abstimmen und in unseren zwischenmenschlichen Beziehungen Worte finden, ist es möglich, in Freundschaften zu fallen und wieder aufgerichtet zu werden oder an Dinge erinnert zu werden, die man selbst über sich vergessen hat. Dann ist es keine Irritation, wenn ein*e Freund*in einer*m rät, einmal professionelle Hilfe in Anspruch zu nehmen oder weniger Alkohol zu trinken. Dann ist es aushaltbar, wenn politische Meinungen diskutiert werden, ohne am Schluss in völligem Einverständnis auseinanderzugehen, und dann ist es okay, wenn jemand über eine längere Zeit abwesend war. Denn Freundschaften haben Grenzen, aber innerhalb dieser bieten sie für die meisten von uns unfassbar große, freie Flächen und Orte, an denen wir erkannt werden.

Ich setze mich mit vielen Themen auseinander, die mir am Herzen liegen, doch eines davon nimmt besonders viel Raum ein: die Liebe, die sich durch alle Lebensbereiche zieht. Auch in meinen Beziehungen habe ich mit den Jahren gelernt, die Tür zu öffnen. Ich schreibe öffentliche Liebesbriefe an meine Freund*innen und lasse andere Menschen an meinen Gefühlen zu meinen Partnern teilhaben. Ich spreche offen über Sexualität und Zuneigung, Eifersucht oder Neid. Beziehungen zu öffnen und zu einem gewissen Grad einem Publikum zugänglich zu machen verringert für mich die Intimität nicht, sie multipliziert die Freude. Vor allem aber habe ich gelernt, Liebe nicht nur auf romantische Beziehungen zu münzen. Die Liebe zu meinen Freund*innen, meiner Familie, ja auch die Liebe zu meinem Hund oder meinem Beruf sind Stränge, die mir tagtäglich Energie geben. Man sagt, es ist die Emotion, die allem zugrunde liegt. Einen geschärften Blick für die hässlichen Dinge im Leben zu haben bedeutet auch, die schönen tief zu empfinden und auszukosten. Die Liebe ist es, in der wir uns offenbaren. Sie ist mitunter der einzige Weg, der für alle Menschen denselben

Ausgang bereithält: schonungslos aufgefächerte Offenheit.

Wenn ich vergesse, wer ich bin, dann sind es die Menschen, die mich lieben, die mich daran erinnern. Sie sind in der Lage, mich für einige Zeit zu tragen, wenn es mir schwerfällt voranzukommen. Es hat viele Jahre, Brüche in Freundschaften und anderen Beziehungen, Abstand zu Auseinandersetzungen und die Weiterentwicklung meiner persönlichen Grenzen gebraucht, bis sich ein Umfeld um mich aufbaute, das nachfragt, begleitet und zuhört. Wenn ich mich verliere, dann bin ich immer noch die Zuneigung und die Wertschätzung, die ich für diese Menschen empfinde. Heute schöpfe ich Kraft aus der Liebe, die sich um mich schließt.

Ein guter Freund sagte einst zu mir, Freundschaft wäre eine Gemeinschaftskasse, in die jede*r einbezahlt. Und manchmal, wenn es nötig ist, muss das ganze Ersparte an eine Person ausbezahlt werden. So halten wir uns in diesem Leben. So bereiten wir uns auf die Katastrophen vor, die passieren können: indem wir unsere Beziehungen pflegen und aufeinander achtgeben. Indem wir der Liebe Raum geben, um zu wachsen und sich zu festigen. Rückblickend gibt es viele schöne Ereignisse, die aus dieser Gemeinschaftskasse stammen. Zwischen all den dunklen Tagen gab es Liebesbekundungen, die in ihrer Ausführung so klein und unbedeutend scheinen mögen, doch für mich die Welt bedeuteten. Liebe und Freundschaft, das ist ein Stück Kuchen, das vor meiner Tür platziert wird, wenn ich vergesse zu essen. Das ist ein gemeinsamer Spaziergang durch den Schneeregen. Das ist ein Angebot, jemanden auf dem Sofa übernachten zu lassen, wenn derjenige gerade nicht allein sein kann oder möchte.

An jedem Anfang steht die Liebe. Das erste Stück, das ich jemals schrieb, war ein Liebesgedicht. Ich war gerade zwölf Jahre alt geworden und heftete eine schlecht formatierte Reihe Wordseiten aneinander, betitelte es als Lyrikband. Auf dem Cover rankten WordArt-Rosen, und ich platzte vor Stolz, als ich es meiner Mutter präsentierte. Seither habe ich viele Versuche gestartet, in Worte zu fassen, was schwer zu begreifen ist. Ich habe über die Schmetterlinge, die Nervosität und die Vorfreude geschrieben. Ich habe den Kummer geschildert und das Ausbleiben von Gefühlen. All die Höhen und Tiefen meines Heranwachsens, die ich der Liebe verdanke, sind schriftlich festgehalten.

Das mache ich nach wie vor. In den meisten Fällen wird mir erst nach dem Versuch des Beschreibens auf einer tieferen Ebene begreiflich, wo ich mich befinde. Das Schreiben hilft mir, mich zu verorten, meine Zuneigung zu katalogisieren. Es verleiht mir die Freiheit, mich und meine Beziehungen zu gestalten. Menschen tun das seit Anbeginn der Zeit. Bilder malen, Musikstücke komponieren und ihre Zuneigung auf abstrakte Art und Weise äußern.

Was weiß ich von der Liebe? Sie kommt unverhofft und versteckt sich im Detail, sie liegt in den kleinen Gesten, kann langsam heranwachsen oder von einem Moment auf den anderen in vollem Ausmaß erblühen. Sie verbirgt sich in den Ecken, in denen man sie nicht vermutet, und bildet das Fundament für unser Tun. Sie ist Motor, Antrieb und Fortbewegungsmittel zugleich. Sie besiegelt eine Ahnung und verstärkt ein Versprechen. Sie ist wandelbar, manchmal wächst sie mit und manchmal wachsen wir aus ihr heraus. Sie bündelt, was wir nicht für möglich gehalten hätten, und kann zu manchen Zeiten unerschöpflich wirken.

Kennst du das Gefühl, wenn Wärme sich in deinem Körper ausbreitet und auf ihrem Weg in Hitze verwandelt? Wenn es sich anfühlt, als wäre jeder Muskel angespannt, dein Blick klar und fokussiert und deine Sinne geschärft? Du riechst dein Gegenüber, und es kommt dir vor, als würde sich dein gesamtes Blut in die Mitte deines Körpers zurückziehen. Dann spürst du jede Berührung wie einen sanften, aber deutlichen elektrischen Schlag auf der Haut. Vielleicht schürzt du deine Lippen oder ballst die Faust, um die Anspannung zu kompensieren. Es ist, als legte sich ein betörender Nebel um dich, und darin existierst einzig allein du und das Subjekt deiner Begierde.

So fühlt sich Wollen an. Oder: So *kann* sich Wollen anfühlen. Wenn wir über Sexualität sprechen, reicht Wollen allein jedoch nicht aus. Gespräche über einvernehmliche sexuelle Aktivitäten sind spätestens seit der #MeToo-Debatte in der Mitte der Gesellschaft angekommen. Wir müssen uns darüber austauschen, inwiefern dem Wollen auch eine Tätigkeit folgen soll, und dafür ist vor allem ein Verständnis der eigenen (Körper-)Wahrnehmung wichtig.

In meinem Studium habe ich viel zu Sexualität und Körper gelernt, um es später in meinem Berufsleben vor allem Kindern und Jugendlichen weiterzugeben. Daraus habe ich für mich eine einfache Formel abgeleitet, die man schon mit sehr jungen Menschen in abgewandelter Form besprechen kann und die dennoch auch für Erwachsene nicht an Relevanz verloren hat. Zustimmung muss für mich auf drei Ebenen stattfinden: Die erste Ebene bildet der Verstand – etwas, das man vermeintlich nicht dort vermuten würde, wo zwei oder mehrere Menschen aufeinandertreffen und Anziehung verspüren. Man sagt »den Verstand verlieren«, dabei ist es an dieser Stelle wichtig herauszustreichen, dass sämtliche Formen der Annäherung eine klare und bewusste Entscheidung voraussetzen – und die beginnt im Kopf. Die zweite Ebene ist mein Körper. Ich spüre Wollen genau da, wo es aufkommt, und wie ich es einleitend beschrieben habe. Ich spüre Lust und das Bedürfnis, Distanz zu verringern. Dass die Unterscheidung dieser zwei Ebenen so wichtig ist, liegt daran, dass es durchaus dazu kommen kann, dass eine der beiden Ebenen Ja sagt, die andere jedoch Nein. Ich kann Lust in meinem Körper spüren und dennoch nicht einer sexuellen Handlung nachgehen wollen. Das schwierigste Nein ist, wenn wir jemanden mögen oder möglicherweise schon Schritte gegangen sind, nonverbale Signale gesendet haben und dann doch an einem gewissen Punkt pausieren oder gar stoppen möchten. In den vergangenen Jahren erlebe ich wachsende Sensibilität für ebensolche Situationen, wobei sie für die beteiligten Personen im Detail nach wie vor komplex bleiben. Hier kommt die eigene Körperwahrnehmung wieder ins Spiel, denn das Unterbrechen einer sexuellen Annäherung bedarf in erster Linie keiner Erklärung und kann trotzdem bei der Frage nach dem »Warum« mit einem »Das spüre ich nicht mehr« beantwortet werden. Auf der dritten Ebene liegt das Geschlechtsorgan beziehungsweise das Empfinden von Lust durch das Geschlechtsorgan. Auch das muss zustimmen und ein klares Ja signalisieren, wenn es um Sex geht. Es ist ein simples Ampelsystem, das dir selbst dabei helfen kann zu verstehen, wann du wirklich Nähe möchtest, und gleichzeitig eine Sicherheit und Legitimation in dir etablieren, um zu wissen: Sex oder sexuelle Handlungen passieren nur, wenn alle drei Ampeln auf Grün sind.

In der Debatte um Consent wird von manchen fälschlicherweise behauptet, das Fragen nach Zustimmung würde die Annäherung stören oder die Lust unterbrechen, als wäre Consent ein Formular, das man angestrengt ausfüllt. Dabei kann das Einholen von Einverständnis ebenso aufregend und sexy sein wie die mögliche Handlung, die darauf folgt. Stillschweigen, Starre oder keine Äußerung von Zustimmung ist dabei immer als deutliches Nein zu interpretieren und zu akzeptieren. Von Menschen, die aufgrund von Beeinträchtigung oder Bewusstseinsveränderung nicht in der Lage dazu sind, ihre Zustimmung zu geben, kann entsprechend nur von einem Nein ausgegangen werden. Gespräche über einvernehmliche Sexualität erhöhen den Schutz in unseren vulnerabelsten Bereichen, unserer körperlichen und psychischen Unversehrtheit, und sie ermöglichen – entgegen vielen Annahmen – ein erfüllteres und freieres Agieren und Ausleben unserer Sexualität.

Heute schreibe ich oft über den Antrieb, der mich durch all die Jahre begleitet hat. Er lässt sich an meinen Entscheidungen und Prioritäten ablesen, die so unscheinbar und bedeutend zugleich sind. Es ist die Liebe.

Sie lässt uns morgens aus dem Laken schlüpfen und fühlt sich an wie die ersten Sonnenstrahlen nach einem langen Winter. Sie bemüht sich, in die tiefsten Ecken unseres Bewusstseins vorzudringen, und hakt sich ein, wo wir es nicht für möglich gehalten hätten. Sie bildet einen Punkt, der zugleich so natürlich und übernatürlich scheint, dass wir manchmal in Schwindel geraten. Ein Punkt, der die höchste Stelle beschreibt oder den tiefsten Tauchgang. Ein Ort, an dem wir alle ausnahmslos schon einmal gewesen sind. Eine Sache, die gleichermaßen so banal und herkömmlich wie außerirdisch und selten zu sein scheint. Ein Wort, das so oft verwendet und Abertausende Male besiegelt wurde.

Die Liebe ist nicht bloß eine Tätigkeit, sie ist das, was uns menschlich macht und eint. Sie ist das, worauf wir uns stützen können, wenn unser Fundament ins Wanken gerät. Selbst in Momenten, in denen sie nicht vorhanden scheint, steckt sie in allem, was wir berühren. Selbst wenn wir sie von Zeit zu Zeit verleugnen müssen, wendet sie sich nicht ab. Wir sind ihr alle schon einmal begegnet, in einer Berührung, in der Pflege einer Bindung, in der Dauer oder der Sekunde. Sie benötigt keine Übung, denn sie ist das, was wir von Beginn an ganz selbstverständlich können. Sie ist nicht monoton, sie bewegt sich simultan mit uns durch unser Leben, passt sich den Gegebenheiten an und hält den Witterungen stand. Unerschöpflich trägt sie uns und macht möglich, dass Tage auf andere folgen können. Die guten und die schlechten, doch dazwischen wimmelt es immer vor Liebe.

gemasert

Du, das sind viele. Vielleicht sind es sogar alle. Das sind Berührungen und Momente, Aufzeichnungen eines Werdegangs aus der Sehnsucht in die Sicherheit. Das ist ein Synonym für das Werden. Du, das ist eine Synästhesie für den Geruch, der in meiner Nase haften bleibt, wenn der Tag schon neu und weit weg von gestern ist. Das sind die Schritte zwischen zwei und vier Uhr morgens auf dem knarzenden Parkett, eine blinde Choreografie des Vertrauens. Du, das ist auch meine Schwäche für die Angst und die Sorge, das alles könnte etwas anderes bedeuten, als wir sind. Die Diskrepanz zwischen was wir meinen und was wir sagen und was wir schlussendlich wahr werden lassen. Aber du, das ist eine Feststellung ohne Korrektur, ein Wandel, der schon lang zuvor begonnen hatte und erst jetzt seine Folgen zeigt. Du, das ist ein Geäst, aus dem ich steige, um den Ausblick nun ganz klar zu sehen. Im Milchschaum des Morgens Schritte ohne Schwindel gehen.

Man kann siebenhundertdreiundsechzig Mal denken, dass man etwas nicht mehr erträgt, und man erträgt es trotzdem. Es gibt kein Kontingent für Schmerz, viel eher glaube ich, dass Schmerz sich ausdehnt und die Bänder, die ihn fixieren, die ihn erträglich machen, mit jeder Übung mehr aushalten. Jedes Jahr, das seine Spuren auf meinem Körper hinterlässt, macht mir deutlicher, wie nah wir am Leben sind und wie viel es trägt, wie viele Katastrophen und Einschnitte es zu ertragen weiß. Ich weiß heute, dass es nicht der Sinn oder das Ziel ist, dem Schmerz aus dem Weg zu gehen, sondern ihn willkommen zu heißen in dem Wissen, dass man ihn aussitzen muss. Es sich mit ihm gemütlich zu machen und anzuerkennen, wie manche Tage, Monate und manchmal sogar Jahre darin gefärbt sein werden. Ihn als Gewicht in der Magengrube zu halten. Doch der Moment kommt, jedes Mal aufs Neue, dieser Morgen, an dem die Schwere von einer unbemerkten Leichtigkeit abgelöst wird. Manchmal sogar von einem Glücksgefühl oder überschwänglichem Spaß.

Körper sind nie so, wie man sie sieht. Sie haben keine Form, sie sind nicht festgeschrieben. Unserer Vorstellungskraft fehlt die Kapazität, um unseren Körper als das wahrzunehmen, was er ist: ein Werkzeug. Eine Materie, die es uns möglich macht, uns auszuüben, das Leben in der Verlängerung der Tätigkeit zu spüren. Unser Körper wird zeit unseres Lebens viele Veränderungen durchlaufen. Das hat Auswirkungen auf die Art, wie wir uns selbst wahrnehmen. Nicht immer wird sich unsere Selbstwahrnehmung mit der aktuellen Form unseres Körpers decken. Ich habe gelernt, dass es nicht vorrangig ist, sich selbst zu betrachten, solange man gesehen wird.

Glück ist keine Leistung, es ist auch nicht mit viel Ehrgeiz und Arbeit zu erreichen. Man hat es oder man hat es nicht. Und wer es nicht hat, findet auch erst mal keinen Trost anderswo. Was man finden kann, ist die Kunst. Sie hält für beinahe jede Frage eine Antwort bereit, weil sich beinahe jede Frage schon einmal gestellt hat. Wenn man lange genug sucht, findet man Worte, Bilder oder Musik, die Unaussprechliches sagbar machen. Das legt sich deckungsgleich auf den Brustkorb und vermittelt das Gefühl, einen Schritt gegangen zu sein. Das Äußern von Ungesagtem kann schwerer wiegen als Glück.

Ich habe gelernt, dass das Gewicht von Stille kaum zu überbieten ist, weil sie den gesamten Rauminhalt gegen die Wände presst und sich ausbreitet. Sie liegt in jeder Fuge, klettert den Putz entlang und stößt sich an den Härchen am Arm ab. Stille ist ein unsichtbarer Inhaltsstoff der Luft, der zirkuliert und sich vervielfacht, wenn man sich nicht artikulieren kann oder die Ventile verstopft sind.

Manchmal sind Wunden so groß, dass kein Verband der Welt sie abdecken kann. Dann darf man sich nicht davor ekeln, darunterzusehen und zu verstehen, dass alles, was offen ist, sich auch wieder schließen kann. Selbst wenn die Beschaffenheit der Oberfläche von da an eine andere sein wird. Wunden werden später Narben, das weiß man. Was man nicht weiß, ist, dass sie sich mit dem Wetterumschwung verändern und man sich von Zeit zu Zeit an sie erinnern muss. Man weiß nicht, dass auch die Narbe nicht das letzte Stadium der Wundheilung ist. Das ist die Remodellierung, bei der sich die Narbe an ihre Umgebung anpasst; sie gewinnt an Reißfestigkeit und verfärbt sich im Hautton. Das kann ein bis zwei Jahre dauern. Was ich gelernt habe, ist, dass unsere Physis ein gutes Abbild unserer Psyche darstellt.

Man kann einen Menschen treffen und es wissen. Meistens weiß man es ganz genau, weil Menschen mit einem Sender und einem passenden Empfänger ausgestattet sind, die es uns erlauben, uns miteinander zu verbinden, wenn die Frequenz stimmt. Das sind Blicke, Stimmlagen, Worte oder ein Geruch. Das weiß man sogar ziemlich schnell. Ich habe gelernt, dass man sich manchmal wünscht oder einredet, die Leitung sei kaputt oder der Empfang gestört. Dass man viele Erklärungen dafür findet, warum nichts ankam. Dabei ist die Entscheidung längst gefallen. Man kann auch einen Menschen wieder treffen und wissen, dass man es nun nicht mehr weiß.

Mut ist im Gegensatz zu Glück eine Leistung. Man kann ihn ansammeln und ausrollen. Man kann ihn klein portioniert streuen und manchmal eine gesamte Ladung davon zusammennehmen und aufbringen. Manchmal braucht es erst Mut, um das Glück zu entdecken.

Der Abschied hat viele Gesichter. Zumeist ist es ein Abschied auf Zeit, ein Abschied, der sich mit einem Wiedersehen beschränkt. Ich kann in meinem jungen Leben von vielen Abschieden berichten. Sie haben sich manchmal über längere Zeit angebahnt; oftmals ereilt uns ein Abschied plötzlich und willkürlich und hinterlässt eine Kerbe. Was all diese Abschiede gemein haben, ist die Sprachlosigkeit, die sie zurücklassen, denn in den meisten Fällen haben wir gelernt zu winken, aber nicht, Worte für etwas zu finden, das uns den Atem nimmt. Ich verlor auf meinem Weg Verwandte und Familie. Das sind zwei unterschiedliche Dinge in meiner Wahrnehmung. Ich verlor Freundschaften, viele davon, und eine Handvoll Lieben, manch eine größer als die andere, aber vor allem, und das zuhauf, verlor ich unzählige Male mich.

Denn überraschenderweise rechnen wir bei all den Abschieden selten mit dem wohl häufigsten Abschied, dem Abschied von uns selbst, von einem Ich, das wir waren, einer Gewohnheit, die wir pflegten und die uns abhandengekommen ist. Üblicherweise ist es das Jahresende, das uns Bilanz ziehen lässt, es ist ein Brauch, zurückzublicken auf die Errungenschaften und Pfade, die wir in zwölf Monaten gegangen sind. Wir halten noch mal inne und zählen akribisch auf, heften unter gut oder schlecht ab und beteuern, es im nächsten Jahr besser zu machen.

Das wohl schmerzhafteste und schönste Gefühl ist es, die eigenen Eltern kennenzulernen. Ihre Fehler, ihre Geschichten, ihre Bedürfnisse, die sie jahrelang hintangestellt hatten. Dass Eltern auch Personen sind, klingt im ersten Moment ganz selbstverständlich, doch diese Tatsache in ihrer ganzen Tragweite und mit allen Konsequenzen zu begreifen und zu akzeptieren fühlt sich überwältigend an. Sind wir in den ersten Jahrzehnten noch so damit beschäftigt herauszufinden, was das Fremde für uns bereithält, wird es später immer wichtiger, woher wir kommen und was wir an Bekanntem in uns finden. Herkunft wird immer eine Rolle spielen, egal ob wir diese verschleiern möchten oder nicht. Herkunft zu suchen bedeutet jedoch nicht immer, die eigenen Eltern zu betrachten. Dazu können einem die Möglichkeiten fehlen. Es ist eine Reise in die Vergangenheit, die, von Geschmäckern und Gerüchen begleitet, ein Stück Identität freilegt. Das kann ein Gericht sein oder ein Ort, der uns mit einem Moment verbindet. Nicht für jede*n werden es die eigenen Eltern sein, die eine große Rolle im Aufwachsen gespielt haben.

Ich habe gelernt, dass es zwischen der Kunst- und Kulturszene und der digitalen Welt viele Parallelen gibt. Auf den ersten Blick mögen sie nicht gleich ersichtlich sein, doch bei genauerer Betrachtung ist ein Social-Media-Feed nichts anderes als eine kuratierte Ausstellung. Sie mag tiefe Einblicke in die Seele des/der Urheber*in geben, doch wird sie niemals dem Gesamtbild gerecht. Sie kann nicht abbilden, welche Wege zu jedem einzelnen Pinselstrich geführt haben und wie oft man etwas übermalt hat, bis es stimmig war.

In meiner langjährigen Auseinandersetzung mit der Präsentation meines Selbst auf digitalen Plattformen wurde mir allmählich bewusst, dass die Darstellung an sich viele Fragen aufwirft. Vieles von dem, was ich digital tue, geschieht im ersten Schritt unbewusst. Umso stärker sehe ich meine Aufgabe darin, Unterschiede herauszuarbeiten und Klarheit zu schaffen. Damit meine ich vor allem: Die Ausschnitte, die wir von anderen Menschen präsentiert bekommen, sind eben nur Ausschnitte und Teilrealitäten. Soziale Medien suggerieren uns, einen privaten und tiefen Einblick in die Welt eines Menschen zu haben, und ermöglichen uns, parasoziale zwischenmenschliche Beziehungen einzugehen. Die Menschen auf unseren Bildschirmen werden zu Freund*innen, die zu uns sprechen, uns Halt und Rat bieten und deren Wege wir verfolgen, um uns an ihnen zu orientieren.

Ich habe die Seite gewechselt. Habe mich von einer unsicheren Zuseherin zu jemandem entwickelt, die sich präsentiert und im besten Fall anderen auf ihrem Weg Selbstsicherheit spendet. Es waren Menschen, wie ich es heute bin, die mir einen unverstellten Blick auf mich selbst ermöglichten, weil sie Vorbilder darin waren, ihrer Person Ausdruck zu verleihen. Es waren fremde Menschen, die eine ähnliche Nische wie ich fanden und eine Brücke zwischen den Bildschirmen bauten. Menschen, die sich in mein virtuelles Postfach schrieben und Freund*innen wurden. Die Schnittmenge liegt in der Offenheit, mit der die anderen bereit waren, ihr Leben zu teilen, um mich darin zu bestärken, zu einem authentischen Menschen heranzuwachsen.

Heute handhabe ich es so, wie ich es in den Jahren meiner Metamorphose gelernt habe. Weil ich am eigenen Leib erfahren durfte, wie heilsam und beflügelnd es sein kann, wenn da Menschen sind, die dir das Gefühl geben, nicht falschzuliegen. Dass es vielmehr sogar richtig ist, den inneren Antrieb herauszuarbeiten und daraus etwas zu erschaffen, das man teilen kann. So schließt sich ein Kreis. Ich teile meine Erkenntnisse heute mit einer Vielzahl an Menschen, weil es viele waren, die meinen Weg ebneten. Trotz dem Drang nach Individualität sind wir im tiefsten Herzen sozial, möchten akzeptiert und verwurzelt sein und uns nicht länger infrage stellen.

Ich habe gelernt, mich auszuhalten. Viele Versuche waren notwendig, um *Ende* unter etwas zu schreiben, das noch nicht bereit war für ein Ende. Ich habe gelernt auszuhalten, wie oft ich scheiterte und manchmal auch gewann. Das Scheitern sucht jeden und jede heim. Ich habe gelernt, mir die eigenen Erfolge zu vergönnen und mich nicht zu grämen, wenn ich trotz Mut das Glück nicht fand. Zu ertragen, dass vieles von dem, was sich in mein Gesicht schrieb, nicht zu verhindern war, und dass meine Haut an der dünnsten Stelle trotzdem nicht riss. Man kann sich wünschen, dass so etwas passiert, um endlich sichtbar zu machen, dass etwas nicht stimmt. Ich habe gelernt zu verstehen, dass ich der Liebe ein »Für immer« schenken kann, wenn sie mir begegnet, und dass es dafür keine Garantie gibt. Ich trage manche Schuhe auch dann, wenn sie unbequem sind, und ich weiß, wie man sich an schlechten Tagen selbst erträgt, ohne von der Last erdrückt zu werden. Denn in manchen Momenten ist das Einzige, was uns bleibt, das Ertragen und Fühlen.

Es hat siebenhundertdreiundsechzig Versuche, neunundzwanzig Jahre und literweise Tee, viele Gräber, Küsse und das ein oder andere schiefe Lächeln gebraucht, um den Menschen kennenzulernen, der ich bin und sein möchte. Heute habe ich verstanden, dass an manchen Tagen all mein Wissen nicht ausreicht, um den Gegebenheiten Akzeptanz entgegenzubringen. An anderen Tagen spielt es gar keine Rolle, was man weiß, weil man bloß lebt. The National singen in einem Song:

»Let's not try to figure out / everything at once.« Und das ist eigentlich alles, was ich gelernt haben möchte.

Zu jedem Kuchen bestelle ich eine Portion Schlagobers, ich möchte keine Angst vor Fett und Zucker haben. Ich strecke meinen Bauch ins Licht, ich werde wieder voll, wie der Mond – ich füttere mich mit einer Liste an Dingen, die Leben anmuten, und ich verstaue sie unter meinem Kopfpolster. Ich wache nachts nicht auf, wenn das Licht aus dem Treppenhaus in den Vorraum fällt. Mein Herz ist dem Zittern entkommen, es hat sich selbst bewahrt, bis ich es wieder spüren wollte, und nun hole ich es aus der Versenkung, platziere es nicht auf meinen Armen und nicht auf der Zunge, aber ich platziere es da, wo es alle sehen können. Denn was ich dir noch sagen wollte: Die Erschütterung hat nicht gereicht, um einen Kontinent zu verschieben, und bei allem, was mitgenommen wurde, bin ich in weiten Stücken unversehrt hiergeblieben.

Ich und der Nachdruck, mit dem ich den Vermerk »Sonstiges« an Zeiten meines Lebens hefte, die vorübergegangen sind. Ich und das Selbstverständnis, das ich mir morgens über die Schenkel streife und durch die hellen Tage trage.

Jetzt, wo die Zeit sich in jede meiner Fugen legt und ausbreitet, wo die Luft sich beim Einatmen an den äußersten Punkt des Brustkorbs drückt und ihn öffnet, nistet sich eine Wärme ein. Still habe ich die Belege über die Jahre gesammelt, habe sie gestapelt, und von Zeit zu Zeit versperrten sie mir den Ausblick. Ist es nicht so oft immer noch der Schmerz, der uns umtreibt? Die feinen und auch die tiefen Einkerbungen, an denen wir festhalten, über die wir den Klang unserer Stimme in jeder Abstufung, in jeder Emotion kennenlernen und uns versichern, dass sie bleiben und uns nachhaltig verändern. Weil sie uns verändert haben, führen wir sie als Beweise an, als Erklärungen, um uns anderen begreiflich zu machen. Anhand des Schmerzes können wir uns einordnen, fühlen uns so nah mit dem ruckelnden Herz verbunden. Ich habe so viel Zeit und Sprache und Gedanken dafür aufgewendet, mich meinem Schmerz anzunähern. Habe ihn in Farben und Kostüme gekleidet und bin Seite an Seite mit ihm durch die Tage stolziert. Er hat mich verändert, von Zeit zu Zeit sogar unkenntlich gemacht. Die Wahrheit ist: Dem Schmerz muss man nichts entgegensetzen, er hält sich hartnäckig, lässt sich durch keinen Optimismus oder Frohsinn vertreiben, nicht von gut gemeinten Ratschlägen beeindrucken. Ich atme unter ihm, stets mit ihm, er ist ein Punkt auf meiner Landkarte, ein Gebiet, in dem trotzdem wieder etwas wachsen kann. Der Schmerz ist eine Vegetation, die in jedem rauen Klima eines Menschenlebens existiert. Manchmal müssen wir weit reisen innerhalb unserer Geschichte, um wieder Gras unter den Füßen zu spüren. Manchmal begegne ich Menschen, die mich mitnehmen in ihre Wüste. Die mich über den verbrannten Boden führen, den der Schmerz an manchen Stellen in ihnen hinterlassen hat. Über die Risse, die Wunden. Dann wird etwas Magisches möglich: Wir sprechen dieselbe Sprache. Wir erkennen, dass die Bandbreite der Gefühle, die wir in uns tragen, auch in anderen wohnt. Wir verstehen, dass der Kummer, mit dem wir allein zu sein glaubten, ein Kontinent ist, den wir alle bereisen mussten, ein Fluss, der uns alle mitgerissen hat. Er trägt verschiedene Namen, hat seinen Ursprung und Verlauf in den vielfältigsten Erzählungen. Doch er erstreckt sich weit, unbeeindruckt und stur über dem warmen, regelmäßigen Puls des Lebens.

All die Einblicke, die exemplarischen Andeutungen meiner Geschichte, die ich hier dargelegt habe, all die Erkenntnisse über meine Wege, meine Verirrungen und die Punkte, an denen es eng wurde, dienen letztendlich dazu, den Eindruck einer Fläche zu hinterlassen. Einer Topografie, deren Beschaffenheit nur den Schluss zulässt, dass hier eine Vielfalt repräsentiert wird. Die den

Beweis erbringt, wie lohnend es ist, hinter die Fassade zu blicken, die Oberflächen Schicht für Schicht abzutragen und zu verstehen, aus welchen Materialien das Ganze besteht. Welche Rohstoffe für die Zusammensetzung eine Rolle spielten und wie sie miteinander reagieren.

Das Ganze, das ist das Bedürfnis und gleichsam die Sehnsucht nach Räumen und Volumen in dieser Zeit, die es mir ermöglichten – und in Folge uns als Gesellschaft ermöglichen –, eine Daseinsberechtigung zu finden. Es ist erprobt. Zu Beginn spreche ich von einer Utopie eines guten Lebens, das uns auf allen Ebenen begegnet und die in der Realität für den Großteil vieler Menschen in penibler Sisyphusarbeit reproduziert, aber unerreichbar bleibt. Ich spreche davon, was die allgemeingültigen Voraussetzungen dafür zu sein scheinen. Der Erfolg, das Streben, die Angepasstheit und die Stigmatisierung, ein Schubladendenken, die glatten Oberflächen und makellosen Verläufe. Und wie sie in jeder Sparte zu eng gedacht und angelegt sind. Die Körper, das Wissen, die (materielle) Sicherheit, die Inklusion, der politische Diskurs, die psychische Unversehrtheit – oder Versorgung ihrer Erkrankung.

Die Oberflächen, die ich hier beschrieben und ergründet habe, sind eine Metapher für den Beleg einer Chance. Sie sind ein Appell an den Kontrast, die Perspektive zu erweitern und zu prüfen, ob die Maßstäbe, an die wir uns so strebsam halten, tatsächlich noch die tragende Rolle sind.

Ebendiese Verhandlungen und Überlegungen, ebendiese grobe und gleichsam kleinteilige Auseinandersetzung haben mir geholfen, einen anderen Weg einzuschlagen.

Sie halfen mir, mich nicht einschüchtern zu lassen, wenn die Angst laut wurde oder die Summe der Wunden mich an den Rand der Ohnmacht trieb. An den Punkten festzuhalten, die erfahrungsgemäß Erschütterungen widerstehen, und den Mut aufzubringen, völlig neue, noch unbetretene Gebiete zu erkunden.

Lasst uns das Blickfeld öffnen, geben wir uns nicht zufrieden mit der Erzählung über ein Leben, dessen Ordnung nur auf Tradition und Althergebrachtem beruht. Der Untergrund, auf dem wir uns bewegen, hat Abermilliarden Jahre benötigt, um sich in diese Form zu bringen, trotzdem scheint er uns für die Dauer der Leben, die wir darauf verbringen, unbeweglich und fest. Es ist ein Trugschluss zu glauben, im Kleinen wie im Großen keine Veränderung anstoßen zu können. Lassen wir uns auf ein Relief der Vielfalt ein, wo kein Stein dem anderen gleicht und keine Maserung sich wiederholt. Mögen uns die Sanftheit, Gelassenheit und das Verständnis dafür leiten, uns als Summe aller

Spuren zu begreifen. Jeder Mensch ist ein eigener Kontinent.

Ja, das ist pathetisch. Es mag sogar romantisch oder kitschig sein. Das ist meine ungeschönte Wahrheit mit Schnörkeln umrandet. Doch es ist auch aufrichtig und zugewandt, es ist bejahend und nahbar. Und diese Gewissheit und dieser Blick ermöglichen mir, diesem Leben mit Neugierde zu begegnen. Allen Realitäten, die jemand mit mir teilen möchte. Allen Realitäten, die ich anderen begreiflich machen möchte. Denn fernab vom Pathos ist das der eigentliche Kern der Erzählung: Wir möchten erkannt werden und Spuren hinterlassen. Wir möchten die Zeit, die wir auf dieser Welt verbringen, mit Sinn füllen. Wir möchten relevant sein und kleine oder große Flächen mit unserer Nuance versehen. Und so wird aus einem Stück brachem Land ein Zuhause. So wird aus einem Menschen eine Biografie. So wird aus einer Begegnung eine Gesellschaft.